ドクターゴンの **知っておきたい**

在宅医療の機器・材料

第2版

著 **泰川恵吾** 医療法人鳥伝白川会 理事長

ドクターゴン診療所／ドクターゴン鎌倉診療所／ドクターゴン四島診療所
看護小規模多機能型居宅介護ゴン／訪問看護ステーションドクターゴン

企画・編集 **東邦ホールディングス株式会社**

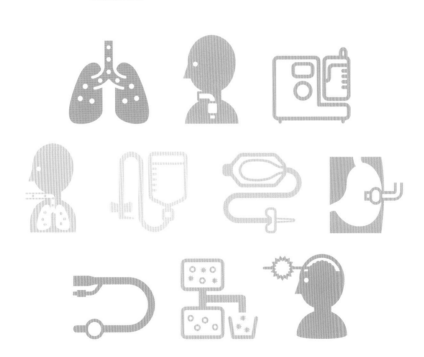

薬事日報社

はじめに

　急激な人口の高齢化と医療レベルの向上によって，在宅医療の現場で医療機器や医療材料を必要とする医療依存度の高い人が急速に増えています。しかし，医師，専門看護師以外の在宅医療と介護に関わるスタッフの多くは，医療機器や医療材料を実際に扱う機会が少ないのが現状ではないでしょうか。

　一方，患者さんやそのご家族は，使用する医療機器や医療材料を日常的に目にするだけでなく，場合によっては手にとって操作しなければならないこともあり，常に不安を抱えています。また，医療介護のスタッフは専門知識や技術があると思われているため，職種に関係なく，さまざまな相談を持ちかけられることも考えられます。

　本書は当初，薬剤師の方に向けた医療材料の説明会の資料として作成する予定でした。しかし，さまざまな過程を経るうちに内容が充実していき，それとともにボリュームも増え，単なる資料としてよりも，在宅医療に携わるさまざまな職種の方に広く手にとって役立てて欲しいと考えるに至りました。また，患者さんのご家族や，介護職といった方々にも本書を見ていただき，医療機器や医療材料について理解を深めていただきたいとも考え，それらをふまえた内容とすることで，たくさんの患者さんのためになるような書籍を目指すこととしました。

　特に，これまで病院でなければできなかった医療処置が在宅でも可能となった現在，在宅医療と介護に関わるスタッフが，こうした医療機器や医療材料についての相談に応えることができ，適切な指導や対処が行えるよう，よく用いられる医療機器や医療材料の特徴及び注意点について理解を深める必要があると考えます。

　例えば，医療材料の場合，在宅医療では「一般的によく使用されるもの」との印象を受けますが，実は手のかかることや高度なことを行う際にも，医療材料は必要不可欠です。在宅医療が始まった際に問題となるのは，おそらく今まで目にしたことのない機器や医療材料がどれほど多いかということでしょう。「パッ」と見てよくわからないものをどのように使ったら良いか，どのようにメンテナンスしたら良いかは誰もわかりません。

　健康な人でも，「かぜ薬を飲む」，「傷口に絆創膏を貼る」（絆創膏は，薬というよりも医療材料といえます），「消毒する」といったことについては，その方法を自ずと理解しています（「一般的に使用されるもの」との認識があります）。しかし，その延長線上に医師や看護師でなければわからないものも多く存在するわけです。

　「たくさんの人が使う」ということは，「ほとんどの人が使う（一般的なものである）」ということではありません。在宅医療を受ける人が増えれば，当然ながらどこかの場面で症状が重くなる事態は避けられませんし（人は誰しも安定した生涯を送るわけではあ

りません），そうなれば今まで見たこともない「もの」を使う機会も多くなるはずです。重症患者や衰弱した患者の場合，そうした機器や消耗品の使用頻度は多くなりますが，人口の高齢化にともない，今後はそのような人たちがさらに増加していくことは明らかです。

　本書では，重要性が高く，「生命・生活に関わる」といった医療機器や医療材料をカテゴリーごとにまとめ，在宅で実施するためのポイントや適応，仕様，注意点について解説したものです。多岐にわたった感も否めませんが，それぞれの役割や目的をふまえると，これらはどれも生命や生活に影響を及ぼし，なければその維持を困難にするものばかりです。

　なお，本書で紹介したこれらの製品は，一部を除き，ほとんどのものが保険診療を認められています。また，カテゴリーについては次のような構成としました。

　　呼吸：自発呼吸ができない人や呼吸が困難な人の呼吸を助け，窒息しないための装置
　　　や機器（HOT，気管切開カニューレ，吸引装置，HMV）。
　　　※呼吸は生命維持にとって重要性の高いものです。
　　栄養摂取：口から食事ができない人や栄養を吸収できない人（栄養の摂取が困難な人）
　　　のための装置や機器（TPN（輸液ポンプ/経腸栄養ポンプ））。
　　　※呼吸と同様，栄養摂取も生命維持には不可欠です。
　　鎮痛：末期がんの患者さんをはじめ，持続する痛みを抱える方のケアを目的としてお
　　　り，注射によって持続的に痛み止めを投与する装置や機器（微量持続注入ポンプ）。
　　　※ずっと痛みが続くということは，それ自体が生命に関わることでもあるため，自
　　　　宅でも簡単に実施できるものを紹介しました。
　　栄養供給：胃に穴を開け，そこから栄養を注入するための装置や機器（胃瘻）。
　　　※安定して栄養を供給するということは重要です。
　　排泄：排尿のための装置や機器（尿カテーテル）。
　　　※摂取があれば，排泄があります。当然ですが摂取と同様に重要性が高いといえま
　　　　す（特に排尿は頻度の高いものです）。
　　腹水濾過：末期がん等のため，胸水や腹水が溜まり，腹部が張ったり，呼吸困難と
　　　なった方の苦痛を取り除くため，胸水や腹水を一度抜いて濾過し，体内に戻すため
　　　の装置や機器（CART）。
　　意思伝達：意思の疎通が難しい患者さん（体を動かせない（身振り手振りができない），
　　　言葉を話せない，あるいは話すことが難しくなってきている等）のために，わずか
　　　な体の動きや神経の動きによって意思を伝える装置。

　もともと，これらの機器のほとんどは医師，看護師しか取り扱えないものばかりでした。しかし，訪問看護の開始にともない，他の職種の方も目にすることが多くなってきました。特に，在宅医療に参加している薬剤師は，医師や看護師とともに患者さんの家を訪問することが少なく，医療機器や医療材料を目にしても何のための装置なのかがわからない場合が多いようです。つまり，それらの医療材料を取り扱えず，ましてや薬局で販売するとなると，「何かわからないものを売っている」ということにもなるのです。しかし，今後はそれらを取り扱えなければならない時代になっていくことだけは確かです。

　在宅医療では，当然ながら患者さんのご家族の存在も忘れてはなりません。ご家族もそれらの機器や医療材料についてある程度理解していないと，もし，何か起こった時に対処できませんし，日常のメンテナンスという問題もありますから，今，目の前にある機器や装置がどんなものであるのかを知っておく必要があります。また，介護職の方もこれらの機器や装置についてある程度慣れ親しみ，知識を習得することは有益であると考えます。

　本書は，実際の在宅医療の現場を取材して作成しています。在宅医療の一翼を担う皆様が，これらの医療機器や医療材料を理解するための参考としていただければ幸いです。

平成 28 年 12 月

医療法人　鳥伝白川会
理事長　泰川　恵吾

○ 第2版発行にあたって

　本書初版から8年が経過しました。

　当初は薬剤師，介護者を対象として出版しましたが，おかげさまで，発売直後から大変ご好評をいただき，訪問看護や訪問診療スタッフ，研修医など，さまざまな職種の皆様から多くの反響，ご感想をいただきました。

　わが国ではこの8年間でさらに高齢化が進み，新型コロナウイルス感染症（COVID-19）のパンデミックも相まって，在宅医療が広く普及しました。それに伴って，在宅医療の知識，技術が進歩し，新しいデバイスや材料も使われるようになっています。

　第2版では，2024年時点で広く使用されているデバイスを収録しました。
　本書が，在宅医療に関わる多くの皆様のお役に立つことを祈っております。

令和6年3月吉日

医療法人　鳥伝白川会
理事長　泰川　恵吾

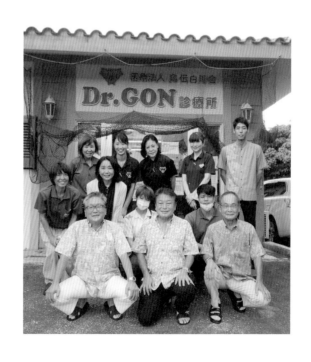

◯ 目次

ご利用にあたって

　本書に掲載の医療機器については，主に第1版発行当時（2016年12月）のモデルが中心となっております（第2版で変更となったものは2023年12月時点のモデルです）が，本書で紹介している各分野における基本的考え方に大きな変化はありません。とはいえ，医療機器，医療材料については日々進歩しており，モデルチェンジ等の時間差が生じていることが考えられます。

　そのため，読者の皆様においては，最新のカタログや取扱説明書等により，常に更新された情報をご確認いただきたくお願い申し上げます。

　なお，本書の記載内容によって生じたいかなる問題についても，編者，執筆者，出版社はその責任を負いかねますので，あらかじめご了承いただきたくお願い申し上げます。

株式会社　薬事日報社

HOT

······································

在宅酸素療法 (home oxygen therapy)

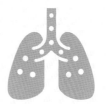

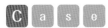

　大工の棟梁として70歳まで働き，大きな瓦屋根の家を建てて5人の子供を育て上げた○さんは，この8月で80歳を迎える。夏休みになって10人の孫が実家に集まった。おかげで○さんの介護ベッドの周りはとても賑やかだった。

　広い畳部屋を走り回る孫たちを穏やかに眺める○さんだが，去年の夏にはとてもそんな余裕はなかった。若い頃からのタバコが祟って5年前から肺気腫の診断を受け，次第に呼吸が苦しくなった。2年ほど前からは呼吸苦で眠れない程になっていた。孫たちが「おじいちゃん」と話しかけても，返事をする余裕すらなかった。

　苦しくていつもイライラしていた。誰かを怒鳴りつけると，ますます苦しくなった。通院もできなくなったので，正月を過ぎた頃から訪問診療を受けるようになり，医者から勧められた在宅酸素の装置を設置した。最初はこんな機械が部屋にあるのも，鼻にチューブを引掛けておくのも嫌だったが，これがあると呼吸は格段に楽になった。孫たちの頭をなでて小遣いを渡した。携帯用高圧酸素システムを車に乗せて，長男の運転する車でドライブにも出かけられるようになった。

　「お父さん，着いたよ」

　長男が車のドアを開けてくれた。孫たちが車から飛び出してビーチを走り回るのを眺め，○さんは目を細めた。

　胸いっぱいに吸い込んだ久しぶりの海風には，酸素の香りが混じっていた。

　HOTの適応は，「チアノーゼ型先天性心疾患，諸種の原因による高度慢性呼吸不全，肺高血圧症の患者または慢性心不全の患者のうち，安定した病態にある退院患者及び手術待機の患者について，在宅で患者自らが酸素吸入を実施するもの」とされている。慢性で重篤な呼吸困難がある患者の場合，苦しさのために不安が強くなり，周囲との人間関係にもトラブルが多くなる。HOTを適切に使用することで，生命の維持や呼吸苦の改善といった直接的な効果だけでなく，家族や介護者の人間関係が改善する可能性もある。

　ただし，過度の高濃度酸素は肺胞を直接障害し，呼吸不全を徐々に増悪させるおそれがある。また，二酸化炭素の排泄が不十分な患者では，吸入する酸素濃度が高くなりすぎると，意識障害や呼吸停止が起こることがあり，酸素流量は常に適切な量を保つことが大切である（HOTの適応と流量調節は，主治医の指示に従って慎重に行う必要がある）。

HOTを理解しよう！

　心不全や呼吸不全等により酸素吸入が必要な患者が在宅療養するためには，在宅酸素療法を行うための酸素供給装置を患者宅に設置する必要がある。

　在宅酸素供給装置には大きく3つの種類があり，操作は比較的簡単であるが，装置の設置管理と酸素の使用にはさまざまな注意を払う必要がある。

● HOTの概要

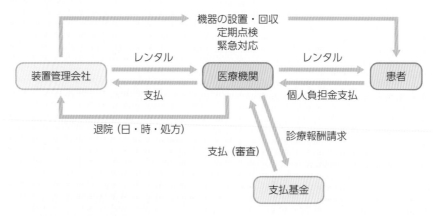

- HOT で使用する機器は医療機関から貸し出される。
- 患者宅での機器の設置，回収，定期点検，緊急対応は，医療機関から指示を受けた装置管理会社が患者宅を訪問して行う。

HOTのタイプ

① 酸素濃縮タイプ　　➡　空気中の酸素を濃縮して供給
② 液体酸素タイプ　　➡　液体酸素を気化して供給
③ 高圧酸素ボンベタイプ ➡ 高圧酸素を空気と混合して供給

問題点

- さまざまな装置があるため，患者，家族，医療者は，使用法に習熟しなければならない。
- 設定可能な流量は機種によって異なる。
- 加湿器が付属している機種と，付属していない機種がある。
- 装置の管理や消耗品供給（加湿器の蒸留水を除く）などは，通常，管理会社が常時オンコール対応する。

HOTの適応

- チアノーゼ型先天性心疾患
- 高度慢性呼吸不全（慢性閉塞性肺疾患（COPD），肺結核後遺症，間質性肺炎，肺癌など）
- 肺高血圧症
- 慢性心不全
- PaO_2 55 mmHg 以下および $PaCO_2$ 60 mmHg 以下の者
- 睡眠時または運動負荷時に低酸素血症になる場合
- 睡眠時に呼吸状態が悪くなる場合
- 医師が在宅酸素療法を必要であると認めた場合

副作用

- 慢性的に $PaCO_2$ が高い患者に高濃度酸素を投与すると，CO_2 ナルコーシスのため呼吸抑制をひき起こすことがある。
- 必要以上の高濃度酸素は，肺の組織にダメージを与えるおそれがある。
- 乾燥した吸気により，気道・肺にダメージを与えるおそれがある。

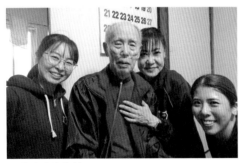

● 在宅酸素患者

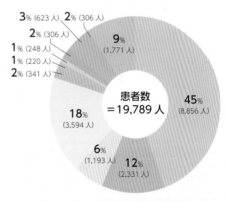

3% (623人)　2% (306人)
2% (306人)
1% (248人)
1% (220人)
2% (341人)
9% (1,771人)

18% (3,594人)

患者数 ＝19,789人

45% (8,856人)

6% (1,193人)

12% (2,331人)

- COPD
- 肺結核後遺症
- 肺がん
- 肺線維症・間質性肺炎　じん肺・膠原病・農夫肺
- 神経筋疾患
- 先天性心疾患
- びまん性汎細気管支炎
- 肺血管原性肺高血圧症
- 慢性心不全による　チェーンストークス呼吸
- 肺血栓塞栓症
- その他

● HOT 疾患別患者数
（日本呼吸器学会肺生理専門委員会在宅呼吸ケア白書ワーキンググループ編「要約在宅呼吸ケア白書2010」より）

酸素供給装置の仕様

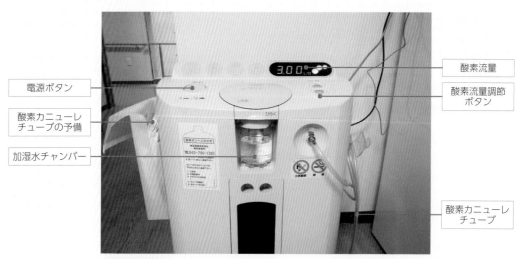

電源ボタン

酸素カニューレ
チューブの予備

加湿水チャンバー

酸素流量

酸素流量調節
ボタン

酸素カニューレ
チューブ

● 酸素濃縮器

（ハイサンソ7R：帝人ファーマ株式会社）

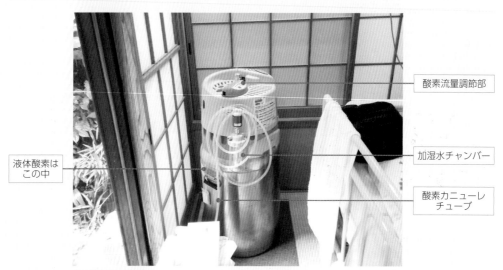

酸素流量調節部

加湿水チャンバー

酸素カニューレ
チューブ

液体酸素は
この中

● 液体酸素装置

（HELiOS Oxygen System・日本メガケア株式会社）

携帯用高圧酸素システム

- 携帯用高圧酸素システムは，外出などの際に用いる一時的な酸素供給システムである。
- 携帯可能とするため，専用の車輪付き架台が付属している。
- 呼吸同調式デマンドバルブは，吸気に同調して酸素が流れるシステムとなっており，酸素の使用を節約することができる。
- 酸素流量は，開閉バルブ，流量調整バルブ，デマンドバルブの流量設定ボタンによって調節できる。

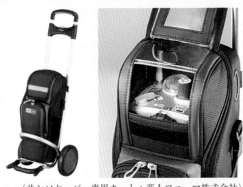

（サンソセーバー専用カート：帝人ファーマ株式会社）

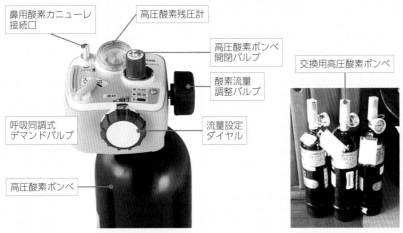

鼻用酸素カニューレ接続口
高圧酸素残圧計
高圧酸素ボンベ開閉バルブ
酸素流量調整バルブ
呼吸同調式デマンドバルブ
流量設定ダイヤル
高圧酸素ボンベ
交換用高圧酸素ボンベ

● 携帯用高圧酸素システムの調節部

（サンソセーバー5：帝人ファーマ株式会社）

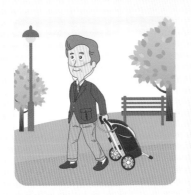

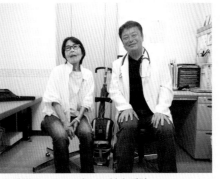

● 携帯用HOTで歩いて外来受診

非常用予備高圧酸素システム

- 台風や地震などの災害時を想定して設置する高圧酸素システムである。
- 携帯用よりもボンベ容量が大きく，電源は一切使用しない。
- ボンベに接続されているのは，酸素流量調整バルブを備えた加湿器のみである。

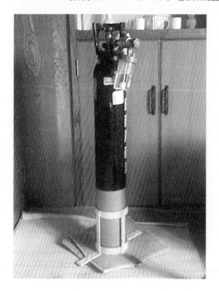

在宅酸素使用時の注意点

- タバコなどの火気は，火事の原因となる。
- 装置本体とカニューレをつなぐチューブの屈曲，閉塞，本体からの抜去によって酸素供給停止となる場合が多い。
- 災害時に備えて予備の高圧酸素ボンベを用意する必要がある。
- 停電時に備えてバックアップ電源を用意しておく。
- 入浴やトイレなどの労作時に，患者がカニューレを外さないよう注意する。
- 就寝中のカニューレ外れに注意する。

Theme 2 気管切開カニューレ

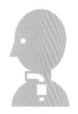

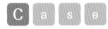

Case

　Aさんが喉に違和感を覚えたのは，62歳の時だった。最初はかぜをひいたのだと思った。症状が長引いて，次第に声が出しにくくなったので耳鼻科を受診すると，進行した喉頭がんが見つかった。

　放射線治療で一時的に症状は改善したものの，リンパ節と肺にも転移が見つかった。すでに根治手術は不可能で，有効な抗がん剤もなかった。痛みは薬で緩和されたが，気道の出入り口が狭くなっているために，呼吸はどうしても苦しいままだった。痰が出し難く，酸素吸入しても症状は改善しなかった。

　苦しくて夜も眠れなくなったので，主治医から勧められていた気管切開手術を受けることにした。手術は，短時間の全身麻酔で行われた。麻酔から覚めると，呼吸苦が嘘のようになくなっていた。喉の真ん中に穴が開いて，気管切開カニューレが挿入されていた。痰が出しやすくなり，カニューレから吸引することもできるようになった。手術前，かろうじて出ていたかすれた声を完全に失うと説明されていたが，カニューレに発声用のバルブを取り付けることで，以前と同じように会話ができた。

　退院したAさんは，酸素を使用することもなく，自宅では普通に日常生活を送れるようになった。半年後，脳に転移したがんのために意識がなくなるまで，呼吸苦はなかった。

  解　説

気管切開の適応となるのは，主に次のような場合である。
- 悪性腫瘍，その他の原因による上気道の閉塞がある場合
- 意識障害や呼吸障害で長期にわたる人工呼吸器が必要な場合
- 自力では痰が出せず，吸引も困難な場合
- 誤嚥による窒息の危険を回避できない場合

気管切開することで，喉頭より末梢からの換気が可能になり，窒息を回避できる。意識障害などで呼吸が不十分な患者では，人工呼吸器を使用するために口から気管内チューブを挿入するが，長期にわたる場合には気管切開しなければ，口を閉じたり，口腔ケアをすることができない（気管切開することで，口から入っていたチューブを抜くことができる）。

　また，誤嚥や痰が非常に多い場合には，気管切開カニューレから吸引することで呼吸状態を改善することができるだけでなく，カニューレのバルーンやカフ上吸引によって唾液などが気管内に侵入することを防ぐことができる。

　気管切開の手術には出血や気道閉塞などのリスクが伴い，ある程度の熟練を必要とする。カニューレの交換は医師にとっては難しくないが，体位，手順，挿入の方向を守らないと挿入困難や窒息を引き起こすことがある。また，さまざまな種類やサイズがあり，最も適したものを選ぶ必要がある。

気管切開カニューレを理解しよう！

　重篤な呼吸不全や意識障害患者では，気道確保や喀痰の吸引などを目的に気管切開が施行されることがある。気管切開術は多くの場合，気管切開孔から気管切開カニューレを挿入し，開孔を維持し，人工呼吸管理，喀痰吸引などを行う。

　ここでは，気管切開の解剖と気管切開カニューレの構造や機能，使用時の注意点を理解する。

気管切開カニューレの目的

- 気道確保
- 喀痰の吸引
- 長期人工呼吸管理

主な気管切開カニューレの種類

カフなし単管 ➡ 気道確保と喀痰吸引

カフ付き単管 ➡ 誤嚥防止と発声（それらに加えて人工呼吸など）

カフ付き複管 ➡ 人工呼吸，肺炎予防，発声，会話

その他　　　 ➡ レティナ，ダブルカフチューブ，アジャスタブルチューブ

※単管は一重管，複管は二重管と呼ばれることがある。

気管切開の解剖と位置

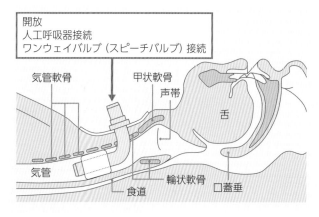

● 気管切開カニューレの解剖

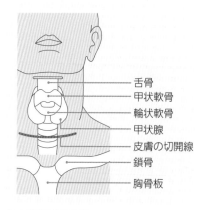

● 気管切開の位置

気管切開カニューレ各部の機能・名称

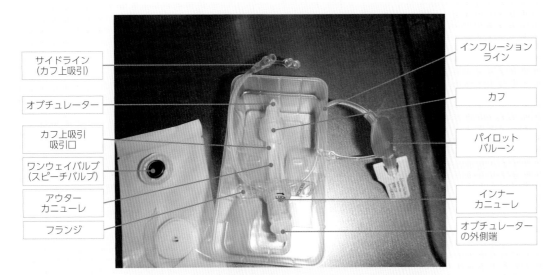

サイドライン
（カフ上吸引）

オブチュレーター

カフ上吸引
吸引口

ワンウェイバルブ
（スピーチバルブ）

アウター
カニューレ

フランジ

インフレーション
ライン

カフ

パイロット
バルーン

インナー
カニューレ

オブチュレーター
の外側端

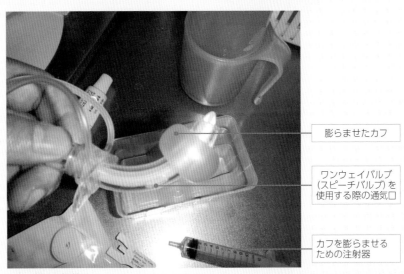

膨らませたカフ

ワンウェイバルブ
（スピーチバルブ）を
使用する際の通気口

カフを膨らませる
ための注射器

● カフ付き複管カニューレ
（コーケンネオブレス（スピーチタイプ）：株式会社高研）

スピーチカニューレの構造

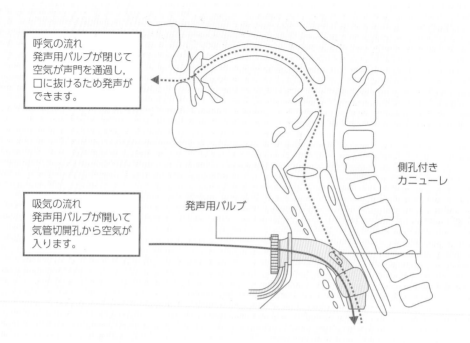

呼気の流れ
発声用バルブが閉じて
空気が声門を通過し，
口に抜けるため発声が
できます。

吸気の流れ
発声用バルブが開いて
気管切開孔から空気が
入ります。

発声用バルブ

側孔付き
カニューレ

● 発声用バルブを付けているとき

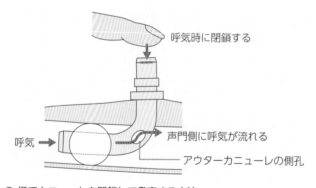

呼気時に閉鎖する

呼気

声門側に呼気が流れる

アウターカニューレの側孔

● 指でカニューレを閉鎖して発声する方法

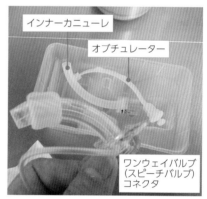

インナーカニューレ

オブチュレーター

ワンウェイバルブ
(スピーチバルブ)
コネクタ

● カフ付き複管 (側孔付き) カニューレの
オブチュレーターとインナーカニュー
レを抜去したところ

気管切開カニューレ挿入手順

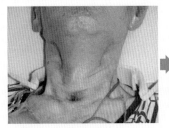

● 手順1　気管切開孔

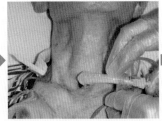

● 手順2　最初に側方からアプローチする

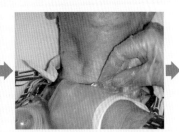

● 手順3　気管内で下向きに回転させる

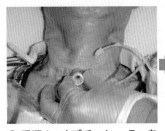

● 手順4　オブチュレーターを抜去する

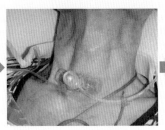

● 手順5　カフを膨らませて固定する

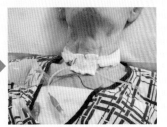

● 手順6　Yガーゼを当て，ストラップで固定する

カフ圧計

- カフへの空気の注入圧は，できるだけカフ圧計で測定する
- カフ圧が高すぎると，気管粘膜が壊死するおそれがある
- カフ圧が低すぎると，気道内圧の低下や誤嚥性肺炎を起こしやすい
- カフ圧計がない場合は，カフ漏れしないぎりぎりの圧にする

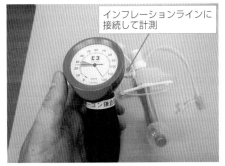

インフレーションラインに接続して計測

（ハイ・ロー・ハンドカフ圧ゲージⅡ：コヴィディエンジャパン株式会社）

気管切開カニューレ

気管切開カニューレ使用時の注意点

- カフ圧：漏れていないか？　圧が高過ぎないか？
- カニューレの閉塞：吸引は適正か？
- カフ上吸引付きでは，必ずカフ上も吸引する
- カニューレの自己，または自然抜去
- カニューレが深過ぎると，片肺になるおそれがある
- 交換頻度は適正か？
- 交換時期でなくても，カニューレ汚染の進行を考慮して交換する
- ストラップは固定されているか？

Theme 3 吸引装置

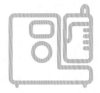

Case

　　毎年フルマラソンを完走していた68歳のEさんは，2年くらい前から急に足腰が弱って歩くのが難しくなったように感じた。あちこちの病院を受診して，大学病院の神経内科で筋萎縮性側索硬化症（ALS）と診断された。意識は保ったまま，全身の筋力が弱って，最終的には呼吸すらできなくなる病気だと説明されて呆然とした。

　　時間をかけて，病気を受け入れることはできた。気管切開も胃瘻もしないことに決めた。それから病状は進行して，ベッドから起きられないようになった。寝返りができなくなり，呼吸が苦しくなってきた。胸を聴診した主治医から，吸引装置で痰を吸引すると楽になると言われた。自分では咳をすることもできなくなっていた。

　　連絡を受けたケアマネと訪問看護師が，すぐに吸引装置を持って来てくれた。細いチューブが鼻から入った時は物凄く苦しかったが，吸引してもらった後は呼吸がとても楽になった。同居の娘が吸引の方法を教えてもらったので，いつでも吸引してもらえるようになったが，夜中に娘を起こすのは申し訳ないし，つきっきりでは外出もできない。そこで，痰を持続的に吸引する小さなポンプを使うことにした。口の中に持続吸引用のチューブを入れておくと，気管に流れ込む唾液が減って，娘を呼ぶ回数も減った。夜も，ぐっすり眠れるようになった。

  解　説

　　吸引装置は，唾液や鼻水などの分泌物や異物が気道に入ってしまう場合や，口の中に残ってしまう場合などに使用する。気道を吸引することにより，窒息や誤嚥性肺炎を予防することができる。また，食事の前後に口の中の吸引とケアを行うことで，うまく食事が摂れるようになることがある。

　　唾液などの分泌が多く，誤嚥しやすい状態の患者では，口に中に常に細いカテーテルを入れておき，低圧持続吸引を行うことで誤嚥を予防することができる。

　　吸引は愛護的に行わないと，鼻や口から出血を起こすことがある。医療者以外が気道深く吸引する場合，かなりの技術の習得が必要である。また，吸引が過度になると，かえって分泌が多くなり，吸引中の低酸素や自律神経刺激によって，不整脈や心停止を起こすこともある。なお，吸引装置は毎日のメンテナンスが必要であり，怠ると停止や故障の原因となる。

吸引装置を理解しよう！

吸引装置のポイント

　吸引装置は，在宅医療の現場に最も広く普及している電動装置である。特に気道内吸引を目的とした装置は，使用頻度も高く，直接生命に関わることもある。

　構造，使用法は比較的簡単であり，吸引装置の種類や構造，使用時の注意点について理解しておくことが望ましい。

吸引装置の種類

	標準的な吸引圧 (mmH$_2$O)	吸引物	特　徴
高圧型 (通常，「吸引器」 といわれる型)	−20〜−30 程度	• 喀痰 • 鼻漏 • 粘稠な唾液など	• 気道閉塞時など緊急時の対応 • カテーテル先端の腔が虚脱すれば閉塞する • 長時間の吸引には不向き
低圧持続型	−5〜−25 程度	• 唾液 • 気胸 • 褥瘡浸出液など	• 持続的な分泌物や，リークなどへの対応 • 虚脱によるカテーテル先端の閉塞が少ない • 大量，粘稠度の高い液体の吸引には不向き

吸引位置

- 鼻腔からの吸引の方が，気道内または気道近くまで吸引カテーテルを挿入しやすい
- 鼻腔からの吸引は苦痛，出血のリスクがある
- 口腔内吸引は，歯，舌，口蓋垂などのため，吸引カテーテルを深く挿入しにくい

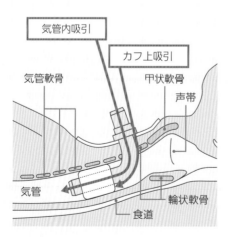

● 気管切開からの吸引

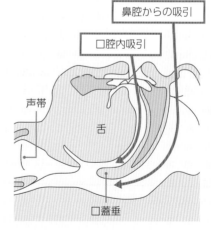

● 鼻腔と口腔からの吸引

吸引装置の構造・名称

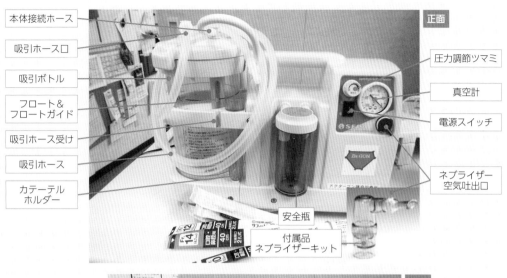

正面

- 本体接続ホース
- 吸引ホース口
- 吸引ボトル
- フロート＆フロートガイド
- 吸引ホース受け
- 吸引ホース
- カテーテルホルダー
- 圧力調節ツマミ
- 真空計
- 電源スイッチ
- ネブライザー空気吐出口
- 安全瓶
- 付属品ネブライザーキット

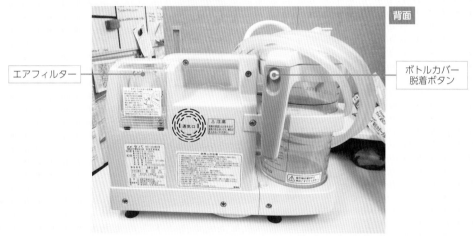

背面

- エアフィルター
- ボトルカバー脱着ボタン

● ネブライザー付き高圧吸引器

（セパ1400B：新鋭工業株式会社）

ボトルカバーを開いたところ

- 吸引ホース接続口にかかる陰圧で吸引を行う
- フロートガイドは，本体モーターからの陰圧をボトル内部に伝える
- ボトル内部に液体が充満すると，フロートが浮き上がって吸引が停止し，モーターに液体が流れ込まないようにする安全装置の機能がある

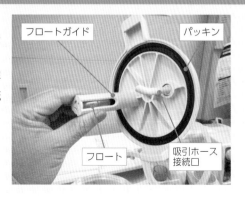

- フロートガイド
- パッキン
- フロート
- 吸引ホース接続口

吸引の事例

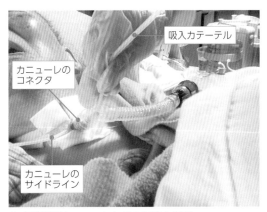

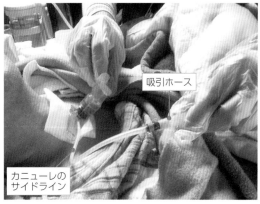

● 気管切開カニューレからの気管内吸引
　（喀痰，気道内異物など）

● サイドラインからの高圧カフ上吸引
　（唾液，嚥下できなかった食物など）

吸引装置使用時の注意点

- 本体は水平な場所に設置する
- ボトルカバー，接続部などは漏れがないように注意する
- 電源を切った状態で吸引圧を設定する
- 吸引しながらの圧調整はゆっくりと行う
- 吸引物が溜まっていっぱいになると自動的に停止するが，早めに吸引物は捨てるようにする
- 安全瓶フィルターやエアフィルターは，点検のうえで規定どおり，または目詰まりした場合に交換する。
- 吸引が頻回である場合，苦痛を伴い，かえって喀痰が増加する。

足踏み式吸引器

- 停電や緊急時で，電源が確保できない場合に使用する
- 吸引圧が十分得られ，足の踏込みで容易に圧調整ができる
- 両手が自由に使える
- 安価
- 吸引タンク容量が少ない
- 洗浄がやや煩雑

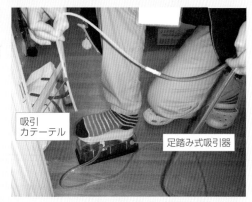

（足踏み式吸引器QQ：新鋭工業株式会社）

持続吸引器：カフ上吸引穴からの持続吸引

- 気管カニューレのカフ上吸引穴からの持続吸引は，肺炎防止のために併用されることがある

（ハマサーボドレイン3000：株式会社イノメディックス）

エアポンプを応用した小型低圧持続吸引装置

- 安価で構造が簡単
- ペットボトルを使用する
- 乾電池仕様のものもある
- 自動間欠ON，OFFの設定がない

● 口腔内留置用スネークチューブ

（メラ唾液持続吸引チューブ：泉工医科工業株式会社）

HMV

在宅人工呼吸法 (home mechanical ventilation)

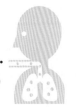

C a s e

　筋ジストロフィーのN君は，今年で15歳になる。発達障害で体は小さく，心臓と大血管の奇形も伴っていた。小さい頃から，よく肺炎を起こして入院した。一人息子のN君のことを両親はとても大切にしていた。自分では寝返りもできないので，学校の先生が自宅に訪問していた。

　12歳の頃から，呼吸が浅くなって酸素飽和度が下がるようになった。小児科の主治医から，顔にマスクを付けて呼吸を助けてくれる人工呼吸法 (NPPV) を使うよう勧められた。最初は違和感があって嫌がっていたが，慣れるとずいぶん呼吸が楽になり，特に，夜はぐっすり眠れるようになった。

　最近，NPPVを一日中使うようになったが，それでも酸素飽和度が上がらなくなった。血液検査をしてみると，それ以上に二酸化炭素が溜まっていることがわかった。主治医の勧めに従って，両親は気管切開したうえでの在宅人工呼吸にすることを決心した。気管切開してしばらくは痰が多くて大変だったが，退院して自宅に帰る頃には呼吸状態はすっかり落ち着いていた。

　装置の管理など，心配は多かったが，訪問診療の主治医と訪問看護，装置の業者さん達がこまめにサポートしてくれるおかげで，気管切開前よりずっと安心して生活できるようになった。両親は，できるだけ長くN君と自宅で一緒に生活したいと思っている。

 解 説

　さまざまな原因により，自分で呼吸ができなくなった患者では，人工呼吸器が必要になることがある。最近の人工呼吸器は小型で高性能になっており，長期にわたる場合には自宅での使用も可能である。ただし，患者の状態に合わせてさまざまな呼吸モードがあり，適切なモードの選択と微調整が必要となる。なお，この操作は，医師や看護師，臨床工学技士が行うものであり，家族が行うべきではない。

　自発呼吸がある程度しっかりしていれば，マスクを使ったNPPVが可能な場合もあるが，重症の患者を呼吸管理する際は，多くの場合気管切開が必要となる。

　在宅用の人工呼吸器の多くは，停電した時のために短時間サポートができるバッテリーが内蔵されているが，停電が長時間続く場合に備えて予備電源は用意するべきである。また，呼吸回路やフィルターの定期的な交換の他，専門業者による定期的なメンテナンスが必要である。

HMVを理解しよう！

　脳血管障害や神経難病の重篤な患者が，病院を出て在宅療養するケースが増えている。重篤な呼吸不全の状態で在宅療養するためには，機械的人工呼吸法が必要となることがある。

　ここでは，それに用いる人工呼吸器の構造や回路などについて理解する。

HMVの適応

- 重篤な呼吸不全
- 脳血管障害
- 筋ジストロフィー，筋萎縮性側索硬化症などの神経難病
- 脊髄損傷などの外傷
- 重篤な肺気腫や慢性気管支炎
- 遷延性意識障害　など

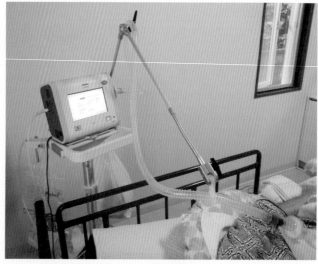

● 人工呼吸器 (シングル (パッシブ) 回路)
(トリロジーEvo：株式会社フィリップス・ジャパン)

機械的人工呼吸法

- 在宅医療で用いられる機械的人工呼吸法には，侵襲的換気法と非侵襲的換気法がある
- 侵襲的換気法（侵襲的人工呼吸法（invasive positive pressure ventilation：IPPV））は，気管切開または挿管した状態で施行する
- 非侵襲的換気法（非侵襲的人工呼吸法（noninvasive positive pressure ventilation：NPPV））は，口鼻マスクまたは鼻マスクを用いる

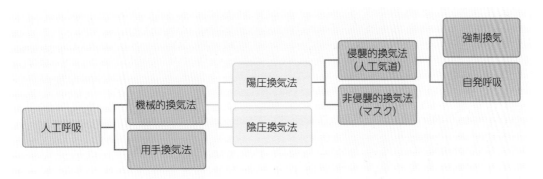

（時津葉子：「決定版 人工呼吸ケアのポイント300」（換気モード），（呼吸器ケア2012冬季増刊，メディカ出版）より引用（一部改変））

人工呼吸器の構造

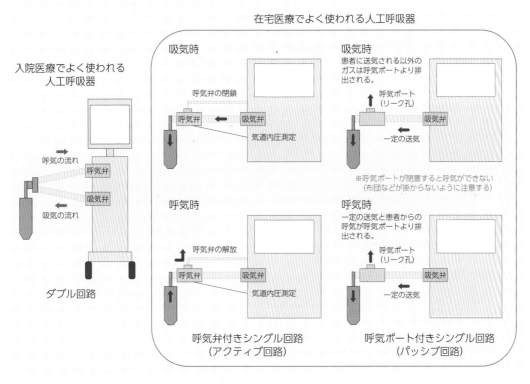

（平野恵子：「在宅用人工呼吸器の仕組み―ICU呼吸器との比較，インターフェイスなど」，人工呼吸，2018：**35**（2）：120-125より）

IPPV の装置と回路

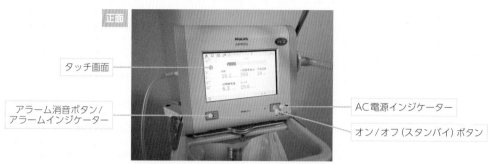

正面

タッチ画面

アラーム消音ボタン/
アラームインジケーター

AC 電源インジケーター

オン/オフ（スタンバイ）ボタン

（トリロジーEvo：株式会社フィリップス・ジャパン）

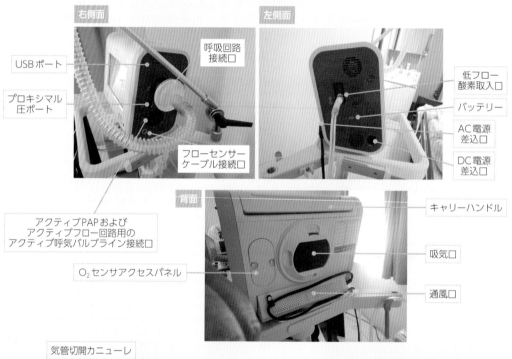

右側面

USB ポート

プロキシマル
圧ポート

呼吸回路
接続口

フローセンサー
ケーブル接続口

左側面

低フロー
酸素取入口

バッテリー

AC 電源
差込口

DC 電源
差込口

アクティブPAP および
アクティブフロー回路用の
アクティブ呼気バルブライン接続口

O₂ センサアクセスパネル

背面

キャリーハンドル

吸気口

通風口

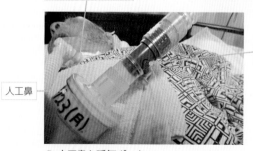

気管切開カニューレ

人工鼻

呼気ポート
（リーク孔）

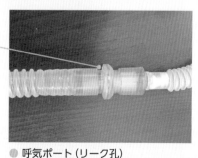

● 人工鼻と呼気ポート
　※人工鼻を使用する場合，加湿器は使用しない
　※呼気ポートが閉塞すると呼気ができない
　　（布団などが掛からないように注意する）

● 呼気ポート（リーク孔）
　形が傘状になっているため，布団などが
　原因の閉塞が起こりにくい
　（トリロジーEvo用呼気ポート：株式会社
　フィリップス・ジャパン）

人工呼吸回路用加温加湿器

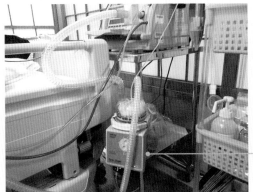

加温加湿器または人工鼻を必ず
回路内に接続する

（MR410：フクダ電子株式会社）

NPPVの装置

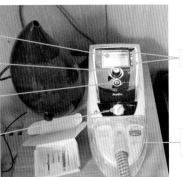

表示部
設定ダイヤル
スタート/ストップ
ボタン
加湿器
（温度設定ダイヤル）

設定ボタン

加湿器
（水タンク）

● NPPV装置
水タンクを空にしないよう注意する
（NIPネーザルV：レスメド株式会社）

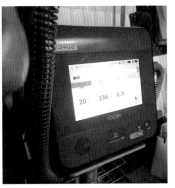

● 多機能内蔵型人工呼吸器
酸素濃縮器，排痰補助装置，吸引器，バッテリーを内臓
（オールインワンVOCSN Ventilator：カフベンテックジャパン株式会社）

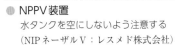

● NPPV用口鼻マスク
（ミラージュクアトロマスク：レスメド
株式会社）

人工呼吸器の換気モード

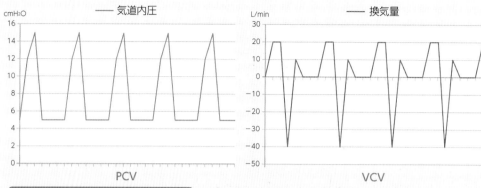

ACV
(補助-調節換気：assist-control ventilation)

患者の吸気を検知すると，人工呼吸器が換気（補助換気）を行う。自発呼吸がなければ，設定した時間で調節換気を行う。換気量で制御する従量式換気（volume control ventilation：VCV）と，気道内圧で制御する従圧式換気（pressure control ventilation：PCV）がある。

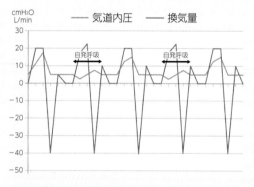

SIMV
(同調性間欠的強制換気：synchronized intermittent mandatory ventilation)

VCV または PCV で人工呼吸器が強制換気を行い，それ以外の周期で自発呼吸できる。自発呼吸がある場合，強制換気は同期して開始される。

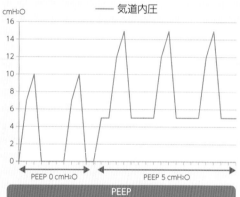

PEEP
(呼気終末陽圧：positive end-expiratory pressure)

呼気終末に気道内に適切な陽圧をかけると，肺コンプライアンス，酸素化能，シャントなどの改善がみられる。

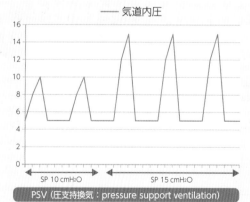

PSV（圧支持換気：pressure support ventilation）

人工呼吸器が自発呼吸を感知し，設定された圧を加える。呼吸のタイミングは患者の自発呼吸に同調する。

※グラフは擬似的な波形

TPN

完全静脈栄養法 (total parenteral nutrition)

Case

　Bさんは52歳の女性で，20代の頃からクローン病と診断され，30歳の時から数えて5回目の手術を受けた。穴の開いた腸管を切除するたびに腸が短くなり，食事をしても栄養の吸収ができなくなっていた。入院前から体重は40 kgを切り，日常生活が困難になっていた。手術後，高カロリー輸液で栄養状態は改善したが，退院にあたってCVポートを埋め込み，自宅で高カロリー輸液をしていくことになった。右の首から心臓の近くまで入ったカテーテルの先端に付けたポートを右の鎖骨下の皮下に埋め込んで，週に1回針を刺し替える。足の筋力が戻って歩けるようになるまでは，近所の診療所からの訪問診療と訪問看護でサポートしてもらうことになった。

　退院して半年もすると，体重は50 kgを超え，だいぶ歩けるようになった。口からの食事も少しは摂れるが，飲みこんですぐに消化されない便になって出てしまう。それでも，自宅での生活はずいぶん自分でできるようになった。24時間継続している点滴はポンプで送られていて，空気が入らないように気を付けていればキャリーバッグに入れて外出することもできる。

　Bさんは，大学を卒業した息子と一緒に，いつの日か電車に乗って旅行に出かけたいと考えている。

  解　説

　さまざまな原因による消化管の障害，高度の嚥下障害，高度の栄養障害などで，水分や栄養を消化管から吸収できない場合，高カロリー輸液による栄養投与 (TPN) が必要になる。心臓近くまで挿入したカテーテルにポートを付けて皮下に埋め込むことで，カテーテル感染のリスクを下げることができる。

　在宅TPN (HPN) 用のポンプの場合，安定したスピードで輸液することが可能であり，点滴回路に必要な成分や抗生剤を一緒につないで投与することもできる。なお，条件が良ければ十分なカロリーを投与できるが，糖尿病の患者では血糖の変動に気をつける必要がある。

　また，定期的に点滴回路とポートに刺す特殊な針の交換が必要であるが，交換操作は医師や看護師が行うとともに，感染を防ぐために無菌操作で行わなければならない。しかし，長期にわたる場合，それでも感染は必至で，カテーテルとポートを交換する手術が必要となる。また，微量元素や脂肪など，必要な栄養素が不足することがあるので，血液検査で確認する必要がある。

TPNを理解しよう！

　完全静脈栄養法は，悪性腫瘍その他の原因で，長期にわたって消化管が使用できない患者に用いられる栄養法である。完全非経口栄養法とも呼ぶ。すべての栄養，高カロリー輸液を大静脈に挿入したカテーテルから補給する。高カロリー輸液を用いることから，以前はIVH（中心静脈栄養法：intravenous hyperalimentation）とも呼ばれていた。なお，在宅におけるTPNについては，HPN（在宅中心静脈栄養法：home parenteral nutrition）と呼ばれている。

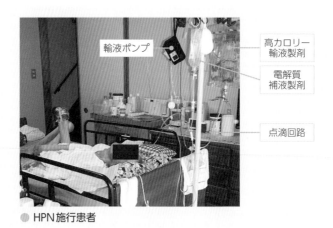

● HPN施行患者

完全静脈栄養法の例

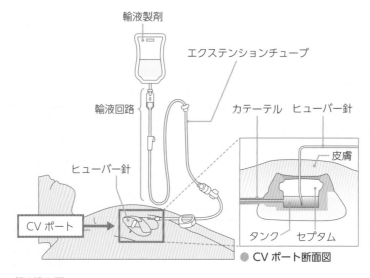

● 埋め込み図

（資料提供：株式会社メディコン）

CVポート挿入埋め込み位置

- 中心静脈カテーテルは，鎖骨下静脈，内頸静脈，大腿静脈，肘静脈から挿入する
- カテーテル先端は，上下大静脈におく
- CVポートは鎖骨下，腹部，上腕などの皮下で，生活に支障のない位置に設置する

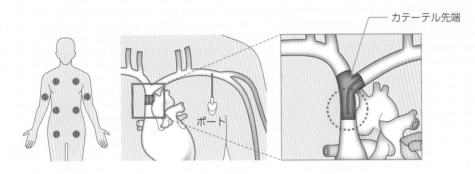

CVポート用穿刺針（ヒューバー針）

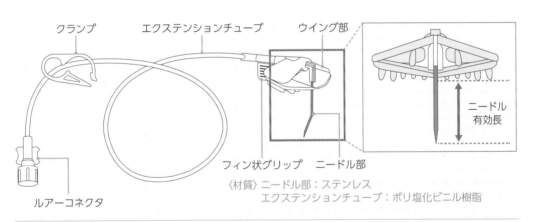

〈材質〉ニードル部：ステンレス
　　　エクステンションチューブ：ポリ塩化ビニル樹脂

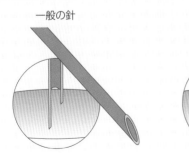

一般の針 / ヒューバー針

※セプタムを削りとってしまう

※セプタムを削りとらない

ヒューバー針は，セプタムにまっすぐ刺入した時，注射針の開口部が最も広くなりやすく，輸液の注入抵抗が少なくなるよう角度がつけてある

● ヒューバー針の各部名称

（資料提供：株式会社メディコン）

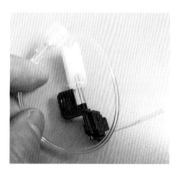

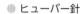

● ヒューバー針

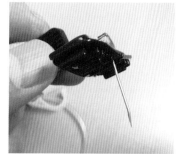

穿刺する際のヒューバー針の持ち方

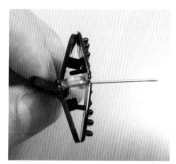

ポートへの刺入時の持ち方（上から）

（MRIポート（ヒューバープラスノンコアリングニードル）：株式会社メディコン）

抜針時，ウイングで針をカバーする

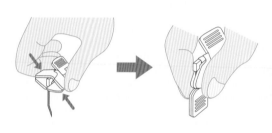

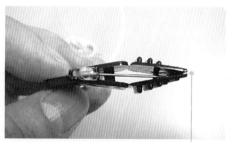

使用済の針先を収納
したところ（上から）

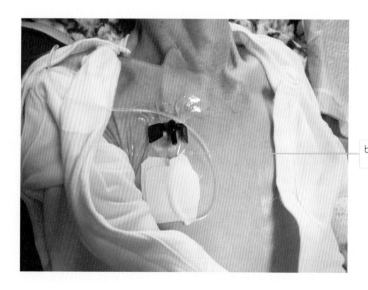

ヒューバー針をポートに
穿刺して固定する

輸液回路

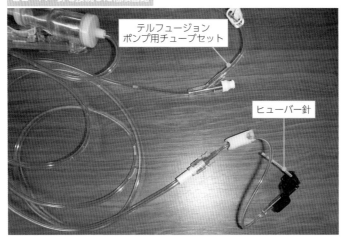

ヒューバー針を接続した輸液回路

テルフュージョン
ポンプ用チューブセット

ヒューバー針

● 輸液回路
（テルフュージョンポンプ用チューブセット（フィルター付き）：テルモ株式会社）
● ヒューバー針
（MRIポート（ヒューバープラスノンコアリングニードル）：株式会社メディコン）

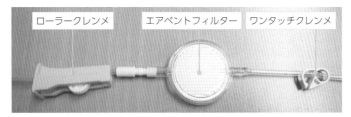

ローラークレンメ　　　　　エアベントフィルター　　ワンタッチクレンメ

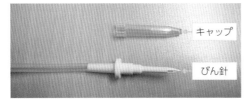

キャップ

びん針

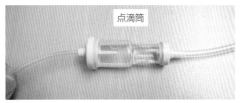

点滴筒

ニードルレスシステムの側管注入口

• エクステンション（延長）チューブを接続し，スクリューロックする

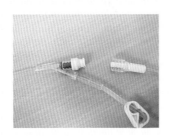

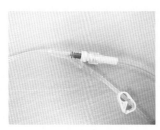

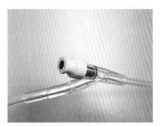

（シュアプラグ：テルモ株式会社）

カセット部

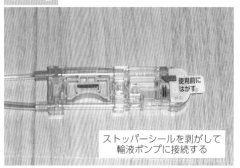

ストッパーシールを剥がして
輸液ポンプに接続する

使用前に
はがす

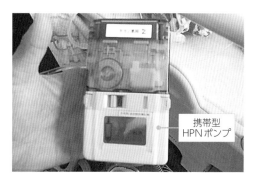

携帯型
HPNポンプ

輸液本体の接続法

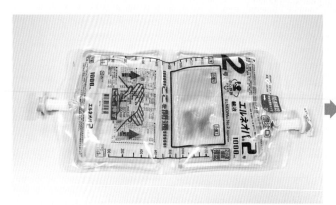

● 手順1　輸液製剤を取り出した状態
（エルネオパ2号輸液：株式会社大塚製薬工場）

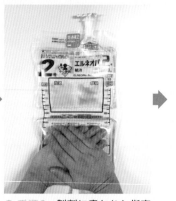

● 手順2　製剤に書かれた指定の部分を圧迫して内袋を破る

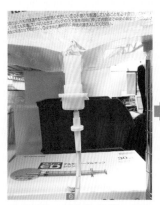

● 手順3　びん針をバッグのポートに差し込み，輸液を回路に流す

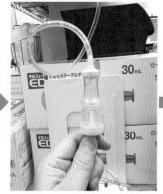

● 手順4　点滴筒中央まで液を溜めて，空気が入らないように回路全体を液で満たす

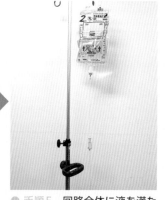

● 手順5　回路全体に液を満たし，空気が入っていないことを確認する

（資料提供：株式会社大塚製薬工場（手順1・2・5））

TPNの合併症

① カテーテル留置に伴う合併症	• カテーテル閉塞・損傷 • Extravasation of fluid (輸液の回路外漏出)
② 輸液ルートに関する合併症	• カテーテル敗血症 • 多量の空気混入による塞栓症
③ 代謝に関する合併症	• 高血糖 • 低血糖 • 肝機能障害 • ビタミン，微量元素欠乏

輸液ポンプ/経腸栄養ポンプを理解しよう！

輸液ポンプ/経腸栄養ポンプのポイント

　輸液や経腸栄養剤の投与にポンプを使用することで，流量を容易かつ正確に調節し，一定に保つことが可能となり，気泡混入，ルートの閉塞などのトラブル発生をアラーム等で知ることができる。また，キャリーパックや専用ジャケットを使用することで，輸液しながらの外出も容易になる。

　ポンプ本体と付属品は，医療機関と契約したリース会社が患者に貸与する。医療機関は健康保険によって費用を算定し，リース会社にリース料を支払う形が一般的である。

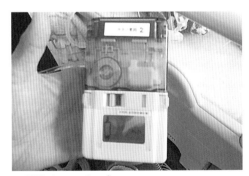

● 携帯型HPNポンプ
（カフティーポンプS：株式会社エア・ウォーターメディカル）

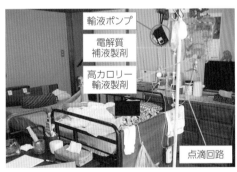

● HPN施行患者

各部の名称

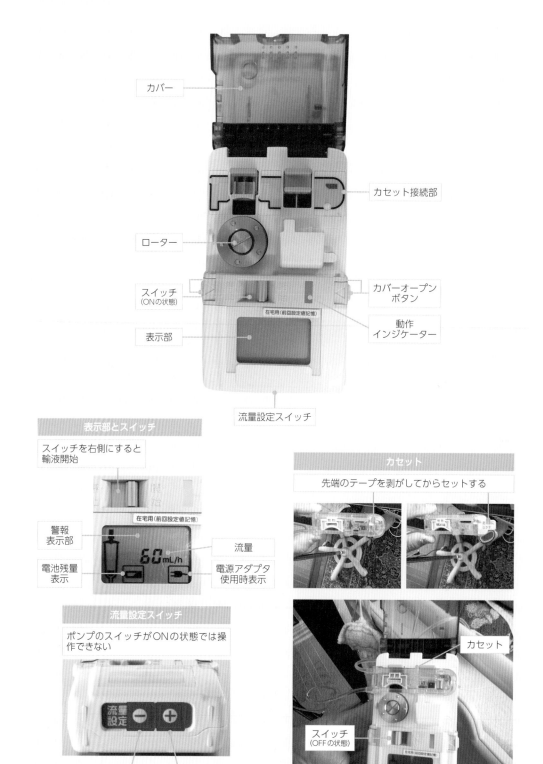

カバー

カセット接続部

ローター

スイッチ
(ONの状態)

カバーオープン
ボタン

動作
インジケーター

表示部

流量設定スイッチ

表示部とスイッチ

スイッチを右側にすると
輸液開始

在宅用（前回設定値記憶）

警報
表示部

60 mL/h

流量

電池残量
表示

電源アダプタ
使用時表示

流量設定スイッチ

ポンプのスイッチがONの状態では操作できない

流量
設定　−　＋

流量減少　流量増加

カセット

先端のテープを剥がしてからセットする

カセット

スイッチ
(OFFの状態)

● カセットをポンプにセットしたところ

表示

① 「閉塞」警報
- チューブの屈曲や圧迫，クレンメを確認する

② 「空液」警報
- 輸液バッグが空になっていれば，交換して回路をプライミングする
- 輸液が残っている場合，カセットを弾いて気泡を動かす
- それでもアラームが鳴り続ける場合は，「カチッとスタンド」を使用してアンチフリーフローを解除する

③ 電池残量表示
- カフティーポンプは，専用電池でも電源アダプタでも使用できる
- 停電や電源アダプタが外れた時のために，常に充電ずみの充電池，または新品の単3形アルカリ乾電池をポンプ本体に入れておく
- 充電池は放電するため，定期的に充電ずみのものに交換する
- 電源アダプタを接続していても充電池は充電されない

④ 流量
⑤ 「カセット未装着」警報
⑥ 電源アダプタ使用時表示

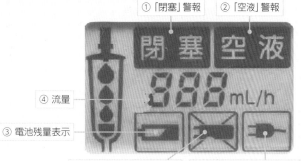

カチッとスタンド

「空液」のアラームが鳴り続ける場合，カセットを入れてアンチフリーフローを解除し，指でカセットを弾いて気泡を移動させる

※アンチフリーフロー：輸液中にポンプのカバーが開いたり，チューブセットから外れた場合に，カセット内のチューブを閉塞して輸液剤が急速に体内に流れ込むのを防ぐ機能

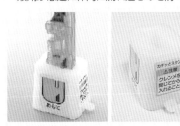

● カチッとスタンド（カフティーポンプSの付属品）

キャリーパック

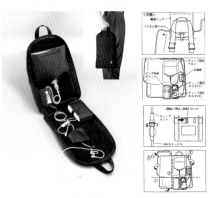

● カフティーポンプS用キャリーパック
（資料提供：株式会社エア・ウォーターメディカル）

ポンプ作動中の注意点

- 流量設定スイッチとカバーオープンボタンは操作できない
- 設定流量が60 mL/hより遅い場合は,ローターが間欠作動(作動,停止をくり返すこと)する

経腸栄養にも使用可能なポンプ

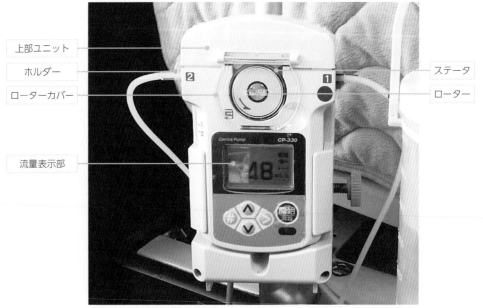

上部ユニット
ホルダー
ローターカバー
ステータ
ローター
流量表示部

(ニプロキャリカポンプCP-330:ニプロ株式会社)

Theme 6 微量持続注入ポンプ

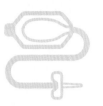

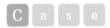

Case

　72歳のIさんは，半年前に末期の肺がんと診断された。咳と痰はモルヒネを飲んでずいぶん良くなったが，転移のある背骨が痛くて，ときどき追加の痛み止めを飲んでいた。家の中では何とか歩くことはできるが，トイレに行くにも夫や子供の介助が必要だった。

　痛みはある程度落ち着いていたが，首のリンパ節への転移のために薬を飲み込むことが難しくなった。訪問診療してくれる主治医が，それまで錠剤で出ていたモルヒネを注射に変更しましょうと言った。Iさん本人も，78歳の夫も，注射は管理が難しそうで気が進まなかった。主治医によると，小さなポンプに入れた薬を，ゆっくり注入するので大丈夫とのことだった。

　訪問診療の後で，薬局が，処方された注射薬を風船型のポンプに入れて持って来てくれた。薬剤師の説明によると，痛みが強くなった時に，追加注入用の小さなポンプを指で押す以外は，何もする必要はないという。夕方に再び主治医が来て，お腹の皮膚に細い針を刺してポンプをつなげてくれた。その日の夜は薬が効いて，ゆっくり眠ることができた。

　食事もあまり食べられなくなったので，体はどんどん衰弱したが，痛みはほとんど感じなかった。翌週，Iさんは家族に見守られながら，静かに息を引き取った。

・・・・・・・・・・・・・・・・・・・・・・・・・・・・   ・・・・・・・・・・・・・・・・・・・・・・・・・・・・

　微量持続注入ポンプは，保険適応上では末期がん等に対する緩和ケアとして，注射製剤の麻薬を微量持続投与する場合に認められている。しかし，実際には麻薬以外にも，制吐剤，昇圧剤など，微量持続注入が必要で，時間ごとに安定した投与量を投与するような注射製剤には非常に便利である。注射用の麻薬は，医師の処方箋により，無菌調剤室を備えた薬局で保険調剤することができる。

　電動式の微量注入ポンプは調節性に優れている。装置が高価で重く，操作が複雑であったが，現在は小型軽量で，スマートフォンを使用する操作性の良い製品が普及している。

　バルーン型は軽量で，PCA*機能の付いたものでは，症状が増悪した場合の追加投与も可能である。気圧や重力の変化によって注入速度が影響を受けることはないが，環境温度が大きく変化した場合，液体の粘稠度が影響を受け，注入速度が変わるおそれがある。麻薬の必要量が変わった場合，バルーン型は持続注入の速度を変更することができないため，必要量が安定していない患者には適さない。

* patient controlled analgesia：自己調節鎮痛法

微量持続注入ポンプを理解しよう！

微量持続注入ポンプのポイント

　緩和医療または化学療法における薬液持続注入では，微量の薬液を正確に持続注入できるポンプが必要となる。

　在宅医療で使用する微量輸液ポンプは，生活の場で使いやすいように設計されており，輸液回路は確実に組み立てできるように配慮されている。また，回路内にエアが入りにくい構造である。取扱いについては安全のため，医療者以外が簡単には操作できないようになっている。

　微量持続ポンプには，電動のポンプの他に，バルーンの収縮力を利用して正確に薬液を注入できるバルーン型持続注入ポンプ（携帯型ディスポーザブル注入ポンプ）がある。バルーン型持続注入ポンプは，軽量かつ構造がシンプルであり，注入中のトラブルも少ないため，外出や屋内での動きがあまり制限されない。

　ここでは，その構造やプライミング等について理解する。

微量持続注入ポンプ「クーデックエイミーPCA」（大研医器株式会社）の特徴

- 医療用麻薬などの微量注入に用いる電動輸液ポンプ。
- 超小型ポンプで，薬液の微量投与を正確に行うことができる。
- 小型軽量，長時間バッテリー駆動のため，患者の移動が容易である。
- PCAスイッチでボーラス投与ができる。
- 輸液を入れるバッグ（エイミーMPユニット）は50 mL，100 mL，300 mLの3種類がある。
- コントロールにはスマートフォンの簡便なアプリを使用する。

クーデックエイミーPCAの使用方法（エイミー回路のプライミング）

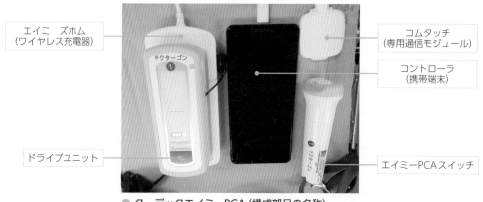

● クーデックエイミーPCA（構成部品の名称）

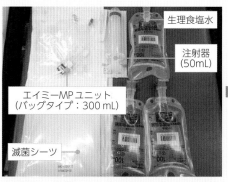

● 手順1 **準備するもの**
持続注入する薬剤と生理食塩水を合計してバッグ
容量とする（バッグは50 mL，100 mL，300 mL
の3種類がある）

生理食塩水
注射器
（50mL）
エイミーMP ユニット
（バッグタイプ：300 mL）
滅菌シーツ

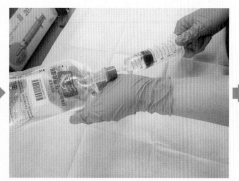

● 手順2 **生理食塩水を注射器に引く**

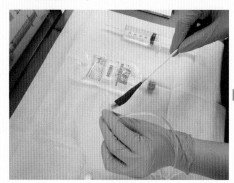

● 手順3 **注入ポートを消毒する**

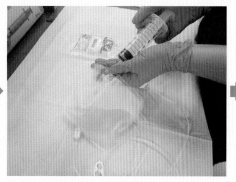

● 手順4 **注入ポートから薬液を注入する**

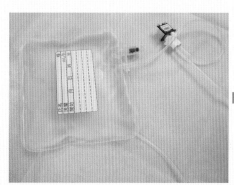

● 手順5 **ラベルの貼付**
指定量まで薬液を注入し，付属のシールに氏名，
流量，開始年月日，薬液の名称を記載してバッグ
に貼付する

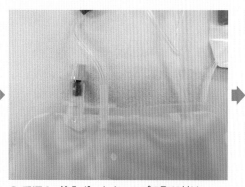

● 手順6 **注入ポートキャップの取り付け**
必ず注入ポートキャップを取り付ける

（次ページへつづく）

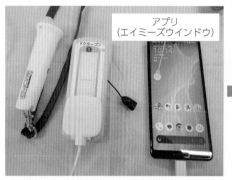

● 手順7　アプリの起動
コムタッチをコントローラにUSB接続し，ドライブユニットにマグネットを装着してアプリ（エイミーズウインドウ）をタッチして起動する

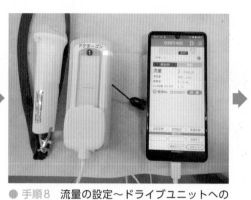

● 手順8　流量の設定〜ドライブユニットへの転送
コントローラのアプリを起動すると，ドライブユニットが自動的にONになるので，コントローラで流量などを設定し，ドライブユニットに転送する。

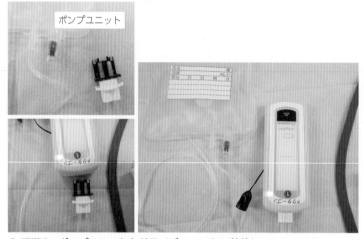

● 手順9　ポンプユニットをドライブユニットに装着してロックする
ポンプユニットは，エイミーズMPユニットの回路に組み込まれている

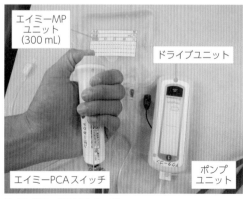

● エイミーPCAスイッチ

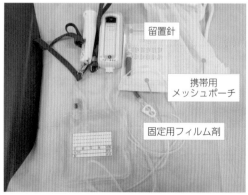

● システム全容

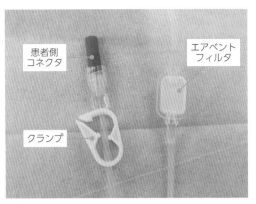

● 患者側コネクタ

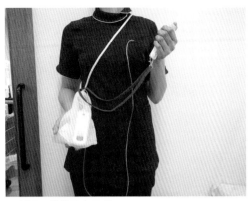

● 付属の携帯用専用ポーチ
システム全体をメッシュポーチに収納して携帯可能

バルーン型持続注入ポンプの利点・欠点

利　点	欠　点
・電源を必要としない ・小型で軽量 ・気圧，重力などの影響を受けない ・動きが多い場合や，環境条件の悪い場所（温度以外）での精度が高い ・医療保険による処方や算定が可能 ・さまざまな速度，容量，デザインが選べる ・PCA 機能付きの製品を選べる	・回路閉塞の通知システムがない ・ディスポーザブルで煩雑 ・温度変化が大きいと，注入速度に影響する ・調剤にあたっては無菌調剤で行わなければならない ・注入速度が製品ごとに決まっており，調整ができない ・薬液の濃度，注入速度，薬液の総量を変更する場合，基本的に本体ごと交換しなければならない

カテーテルの構造

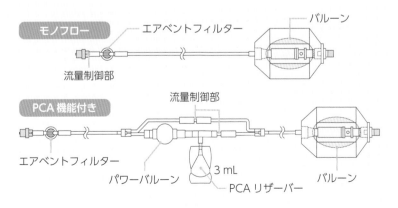

（資料提供：株式会社ディヴインターナショナル）

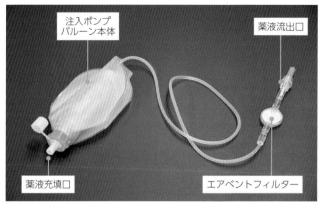

注入ポンプ
バルーン本体

薬液流出口

薬液充填口

エアベントフィルター

● モノフロータイプ
　流速：1 mL/hr
　最大充填量：200 mL
　※PCA機能付きはp.40, 41を参照
（DIBソフトシェルモノフロータイプ：株式会社ディヴインターナショナル）

カテーテルのプライミング

準備するもの

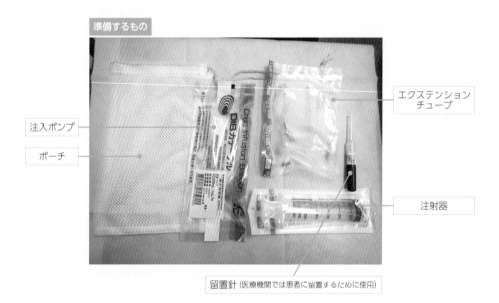

注入ポンプ

ポーチ

エクステンション
チューブ

注射器

留置針 (医療機関では患者に留置するために使用)

プライミング

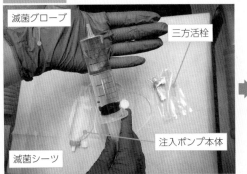

滅菌グローブ

三方活栓

注入ポンプ本体

滅菌シーツ

● 手順1　**注入する薬液を注射器に充填する**
薬液の充填は，無菌操作で行う（特に薬局では無菌調剤室で行う）

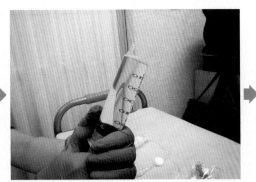

● 手順2　**エア抜き**
エアが多いと，誤差や薬液ロックの原因となる

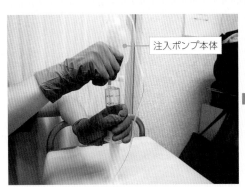

注入ポンプ本体

● 手順3　**注射器をポンプに接続**
薬液充填口に，薬液を充填した針なしシリンジを接続する

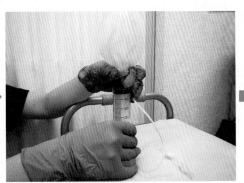

● 手順4　**薬液をポンプ内に注入**
注入ポンプを上にして，ピストンをテーブルで押すように薬液をゆっくりと充填する。この時，充填口とシリンジの接続が外れないように，しっかりと押さえておく

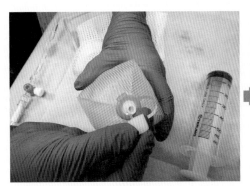

● 手順5　**保護キャップを閉める**

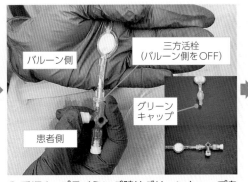

バルーン側

三方活栓
（バルーン側をOFF）

グリーン
キャップ

患者側

● 手順6　**プライミング時はグリーンキャップを外し，三方活栓を接続してバルーン側をOFFにしておく**

（次ページへつづく）

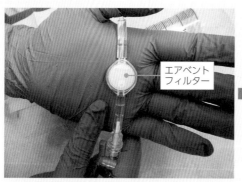

● 手順7　フィルターのエアベントバルブからエアを排出させる
三方活栓をOFFにした状態で，エアベントフィルターからエアが排出されたことを確認してから三方活栓を開放する

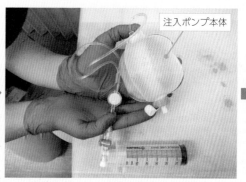

注入ポンプ本体

● 手順8　バルーンに薬液を充填した状態

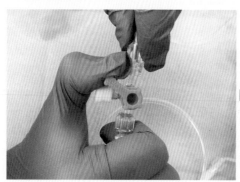

● 手順9　三方活栓を開く
患者との接続前に，回路内部も薬液で満たされているかを確認する

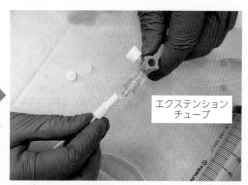

エクステンションチューブ

● 手順10　患者側のエクステンションチューブと接続

バルーン内に入った気泡は，数時間放置で抜ける

バルーンは空気に対して半透膜となっているため，放置すれば自然に気泡は抜けるが，流出口に空気が入るとロックされることがある

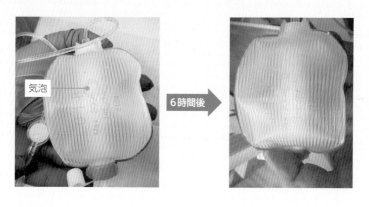

気泡

6時間後

流出口の空気でロックされた場合の対処方法

薬液が流れない場合には，三方活栓の側管を利用して気泡を抜去する
① 回路先端に三方活栓を取り付ける。
② 三方活栓の患者側を「OFF」の状態にし，シリンジを引き，陰圧をかける。
③ シリンジ内に薬液の流出が見られたら完了

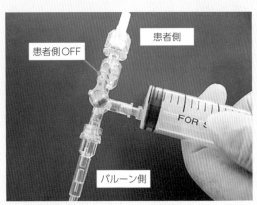

（資料提供：株式会社ディヴインターナショナル）

PCA機能付きカテーテルのプライミング

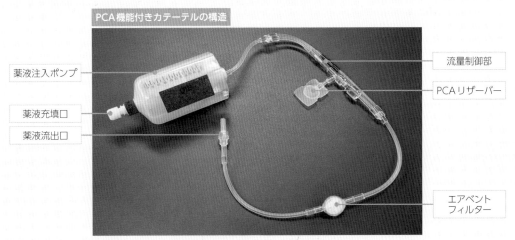

PCA機能付きカテーテルの構造

充填量：100 mL (D-104P：8日用)
持続量：0.5 mL/hr　PCA量：0.5 mL　LOT：30 min
（DIB-PCAシステムスライドシェルタイプ一体型：株式会社ディヴインターナショナル）

43

PCAリザーバーのプライミング

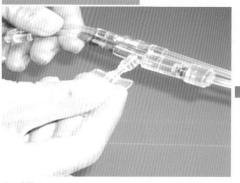

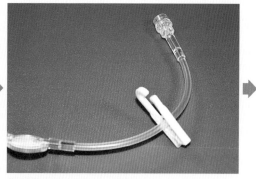

● 手順1
本体及び回路の充填が完了したら，PCAリザーバーに空気が溜まっているのでPCAリザーバーを押しつぶし，リザーバー内の空気をすべて脱気する。

● 手順2
薬液が回路の先端まで通過したら，写真のようにクランプする。

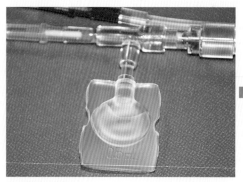

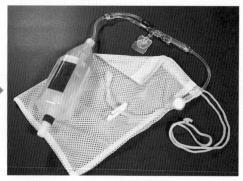

● 手順3
再びPCAリザーバー内に薬液が半分程度溜まったことを確認したら，クランプを開放し，再度手順1の方法でリザーバーを押しつぶす（エア抜き完了までのプライミング時間/15〜20 min）

● 手順4
回路先端を患者側に接続する

（資料提供：株式会社ディヴインターナショナル）

付属の携帯用専用ポーチ

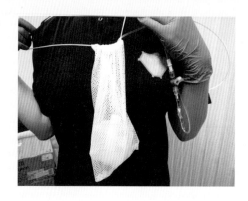

バルーン型持続注入ポンプ使用時の注意点

- 動脈注入及び筋肉注入には絶対に使用しない
- シリンジ針を付けた状態でのカテーテルへの充填は絶対にしない

7　胃瘻

ase

　　Dさんは，65歳で脳梗塞になった。右半身が麻痺して，食事を飲み込むことができなくなった。鼻から胃まで細いチューブを入れてリハビリに励んだが，麻痺はなかなか良くならなかった。それでも，何とか声が出せるようになって，ベッドに座っていられるようになった。

　　主治医と理学療法士から，これからのリハビリには十分な栄養が必要で，口から自分で食べられるようになるまでは胃瘻を勧められた。胃カメラは初めてのDさんだったが，短時間の全身麻酔で胃瘻の処置はすぐに終わった。最初の2，3日だけ，穴を開けた腹部が少し痛んだが，鼻から入っていたチューブの違和感に比べればだいぶ楽だった。何よりも，小さなボタン型のカテーテルだけなので，生活やリハビリの邪魔にならないことがありがたかった。日常生活が可能になる程度まで体のリハビリをがんばって，嚥下調整食というゼリー状の食事や，発声練習，その他いろいろな嚥下リハビリテーションも続けた結果，半年ほどでキザミ食が食べられるようになった。

　　リハビリ病院を退院して1年後，主治医の先生が胃瘻のチューブを抜去してくれた。お腹に開いた穴は，1週間ほどで自然に閉じて，傷跡だけになった。Dさんは，今も自宅でリハビリに励んでいる。

 解　説

　食事を口から摂れない患者で，胃腸の機能に問題がない場合には，食事を胃の中に直接入れることで水分と栄養を維持することが可能である（これを経管栄養という）。食道に問題がなければ，鼻から胃まで細いチューブを挿入して栄養を入れることもできる。しかし，鼻からのチューブの挿入は比較的簡単なものの，違和感が強く，毛細管現象によって胃の内容物が逆流し，肺炎を起こすことがある。

　そこで，長期にわたる場合には胃瘻を造設することが推奨されている。胃瘻造設には上部内視鏡を使うのが一般的だが，小さな切開で手術的に作ることもできる。胃瘻チューブにはさまざまな種類があり，状態に応じて使い分ける必要がある。また，消化管に問題がなければ，胃瘻からの栄養は健康な人の食事とほぼ同じであり，食事も必要な薬も，本人の嗜好とは関係なく投与することが可能である。なお，経管栄養で投与する栄養剤は状態によってさまざまなものが発売されているが，ミキサーにかけたものや液体であれば，家族と同じ食事でも問題はない。

　栄養状態が改善してリハビリが進み，食事が摂れるようになれば胃瘻チューブは抜去する（上部内視鏡で作った胃瘻の穴は，ほとんどの場合，数日で自然に塞がる）。胃瘻のリスクとしては，チューブの事故抜去や交換時の誤挿入，チューブ破損などがある。また，明らかに老衰または末期状態と考えられる患者へのむやみな経管栄養が社会問題になっており，患者ごとに適応を検討する必要がある。

胃瘻を理解しよう！

経口摂取が困難な高齢者，嚥下困難の患者などに「第二の口」として，内視鏡的胃瘻造設（PEG：percutaneous endoscopic gastrostomy）が広く普及している。

「胃瘻造設高齢者の実態把握及び介護施設・住宅における管理等のあり方の調査研究」（全日本病院協会，2011年3月）では，胃瘻を増設した患者は全国で約26万人と推計されている。摂食嚥下障害のある患者数は増加傾向にあるが，胃瘻造設者については減少傾向にある。

ここでは，胃瘻カテーテルの種類や管理における留意点等について理解する。

PEGの構造と胃瘻カテーテルの種類

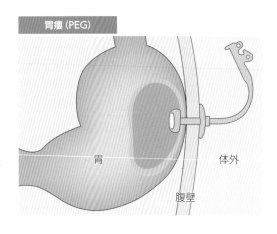

胃瘻（PEG）

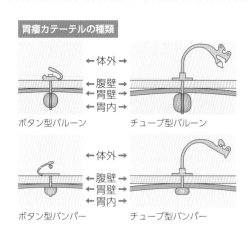

胃瘻カテーテルの種類

さまざまな胃瘻カテーテル

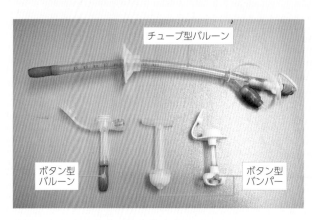

● **チューブ型バルーン**
（GB胃瘻バルーンチューブ：富士システムズ株式会社）
● **ボタン型バルーン**
（GB胃瘻バルーンボタン：富士システムズ株式会社）
● **ボタン型バンパー**
（BSCガストロストミーシステム：ボストン・サイエンティフィックジャパン株式会社（写真左））
● **ボタン型バンパー**
（カンガルーボタンⅡ：日本コヴィディエン株式会社（写真右））

ボタン型バルーン

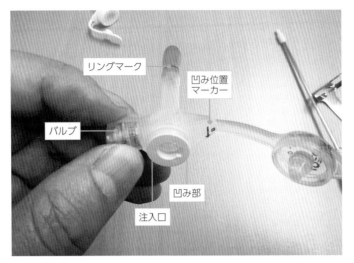

リングマーク

凹み位置マーカー

バルブ

凹み部

注入口

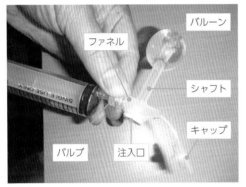

バルーン

ファネル

シャフト

キャップ

バルブ　注入口

● バルーン膨張

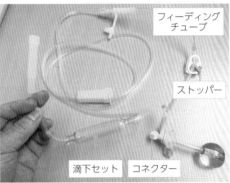

フィーディングチューブ

ストッパー

滴下セット　コネクター

● 注入セットを接続

ボタン型バンパー

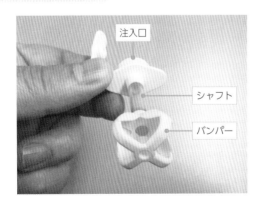

注入口

シャフト

バンパー

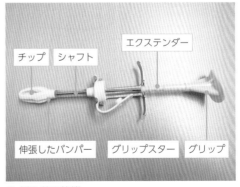

チップ　シャフト

エクステンダー

伸張したバンパー　グリップスター　グリップ

● 挿入前の状態

チューブ型バルーン

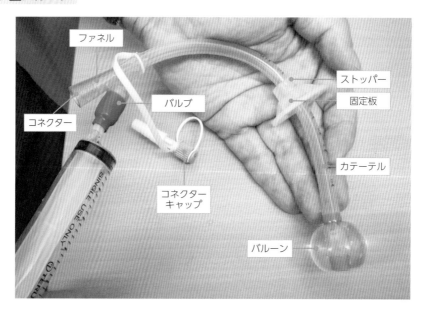

ファネル
コネクター
バルブ
コネクター
キャップ
ストッパー
固定板
カテーテル
バルーン

経鼻栄養チューブ

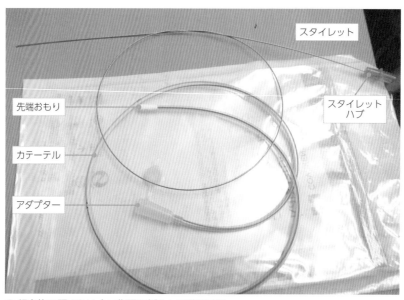

スタイレット
先端おもり
カテーテル
アダプター
スタイレット
ハブ

● 経鼻的に胃または十二指腸に挿入して使用する
（ニューエンテラルフィーディングチューブ：日本コヴィディエン株式会社）

カテーテル交換手順

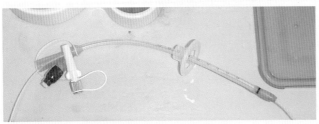

● スタイレットをカテーテルに通したところ

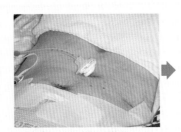

● 手順1　交換前

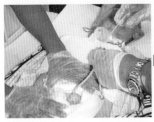

● 手順2　スタイレットを挿入

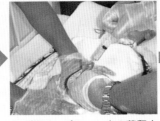

● 手順3　バルーン内の蒸留水を抜く

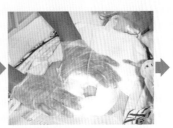

● 手順4　古いカテーテルを抜去する（スタイレットは胃内に残しておく）

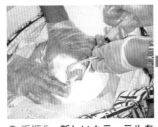

● 手順5　新しいカテーテルを挿入してバルーンに蒸留水を注入する

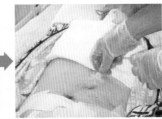

● 手順6　ストッパー位置を調整（1〜2 cmの余裕（あそび）を置く）

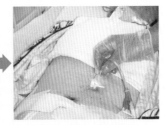

● 手順7　カテーテルにティッシュで紙縒りを巻く

　平成22年12月より，誤接続事故防止のため，経腸栄養用のコネクタはISO 80369-3（色：紫）となった（写真）。この規格のコネクタは，従来の規格（平成12年8月31日医薬発第888号通知の別添2（色：黄））との接続ができないようになっている。

　なお，小児など，特別な場合には，従来の規格（色：黄）が使用されることがある。

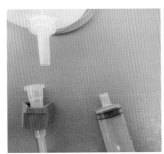
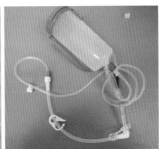

● ISO 80369-3コネクタ

胃瘻のカテーテル管理における留意点

- 栄養剤の注入後は微温湯を流し，薄めた食酢でロックする
- バンパーは緩く余裕（あそび）を持たせ，常に押し込んでおく
- 瘻孔は消毒しない（入浴の際に洗う）
- バルーン型は，ときどき蒸留水の量をチェックする
- 栄養剤や薬剤によって，内腔が狭くなりやすいので，専用のブラシ（PDNブラシ）を用いて洗浄する
- 抜けた場合は，すぐにドクターコールする
- 下痢をする場合，液状栄養剤が濃いことが原因であると考えられる

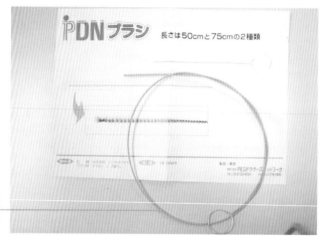

カテーテル内腔の
洗浄に使用する

● PDNブラシ

（資料提供：NPO法人PEGドクターズネットワーク）

Theme 8 尿カテーテル

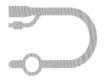

C a s e

　Tさんは89歳。80歳頃から尿が出にくくなって、前立腺肥大と診断されていた。2回の内視鏡手術を行ったが、去年の冬の寒い夜、尿が全く出なくなって救急病院を受診した。この時は細い管を入れて尿を出してもらったが、その後も尿が出にくい状態が続いていた。

　夏かぜをひいて、以前に息子が病院でもらって飲まずにいたかぜ薬を飲んだところ、また尿が出なくなった。病院で管を入れて尿を出してもらい、その場はしのいだが、帰宅してから1日経っても尿が出ず、苦しくなって救急車で病院へ運ばれた。今回は尿道カテーテルを留置して入院することになった。1週間の入院でカテーテルの抜去を試みたが、やはり自力では排尿できなかった。

　担当医師から、カテーテルを入れたまま退院し、月に2回ほど外来で交換してもらうことになった。同居の息子夫婦としては、尿を溜めておくバッグの操作は煩雑で、カテーテルが抜けないように気をつける必要はあるが、夜中に何度もトイレを介助するよりずっと楽になった。ときどき、管の中が詰まったり、菌が繁殖して膀胱炎になることはあったが、カテーテルとバッグを交換し、抗菌薬を処方してもらうことですぐに良くなった。

 解 説

　前立腺肥大やがん、神経の障害などで膀胱から尿を排泄できなくなった場合、尿カテーテル（フォーリーカテーテル）を挿入するか、膀胱を直接穿刺して尿を出す必要がある。尿が出せなくなって膀胱が一杯になることは大変な苦痛であり、また、膀胱の中に尿が溜まったままだと尿路感染を起こすおそれがある。

　このような場合、尿カテーテルを挿入することで、膀胱内の尿はほぼ完全に排泄できる。なお、脱水状態や心不全など、厳密な水分管理が必要な場合には、尿カテーテルにつないだバッグで尿量を測ることもできるので、カテーテル尿の測定によって水分バランスを管理する。

　尿カテーテル挿入時には痛みを伴うことが多く、出血や感染のリスクがある。膀胱内の浮遊物や結石、感染があると、尿カテーテルが閉塞することがあり、その場合には尿カテーテルの交換が必要となる。また、先端が膀胱に当たるなどして出血することもある。その他、事故抜去しやすいため、注意が必要である。

尿カテーテルを理解しよう！

　在宅患者には，高齢者や意識障害，排尿障害の原因を抱えた患者が非常に多く，薬物療法やリハビリが無効な場合には，物理的に導尿する必要がある。外尿道口からの導尿が困難な場合には，膀胱瘻を作成することもある。

　ここでは，尿カテーテルの構造や使用時の注意点等について理解する。

尿カテーテルの主な適応

- 前立腺肥大
- 前立腺がん及び尿道狭窄をきたす悪性腫瘍
- 尿道狭窄
- 尿道損傷
- 褥瘡
- くり返す尿路感染
- 低緊張性膀胱
- 神経因性膀胱　など

抗菌泌尿器用カテーテル

- バルーンカテーテルと閉鎖式採尿バッグ，滅菌水入りシリンジ，水溶性潤滑剤，消毒剤，セッシ，ガーゼ，シーツ，綿球及び手袋で構成されている
- この製品のバルーンカテーテルは，天然ゴムラテックスを使用し，バクティガードシルバーコーティングが施されている

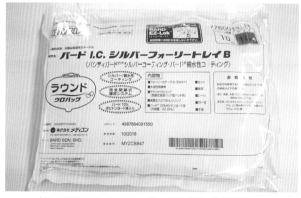

（バード I.C. シルバーフォーリートレイ B：株式会社メディコン）

フォーリーカテーテル（通称：バルーンカテーテル）の構造

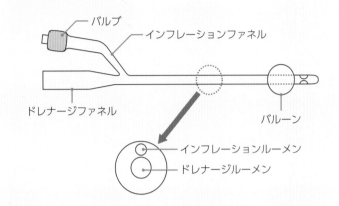

カテーテル断面図

- バルブ
- インフレーションファネル
- ドレナージファネル
- バルーン
- インフレーションルーメン
- ドレナージルーメン

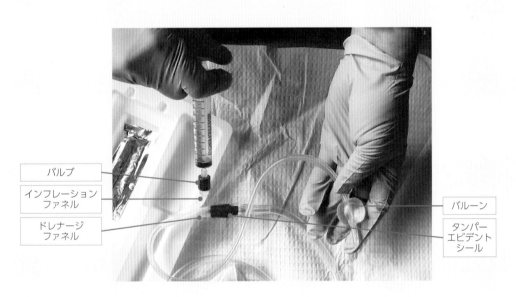

- バルブ
- インフレーションファネル
- ドレナージファネル
- バルーン
- タンパーエビデントシール

尿カテーテル

尿カテーテル挿入手順

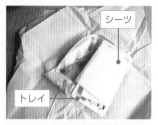

シーツ

トレイ

● キット内容と交換準備1

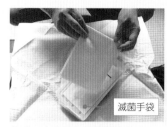

滅菌手袋

● キット内容と交換準備2

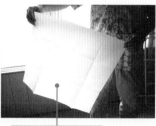

シーツは患者近くに
広げる

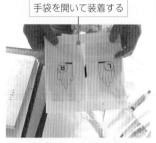

手袋を開いて装着する

● キット内容と交換準備3
手袋を装着した時点から滅菌操
作となる

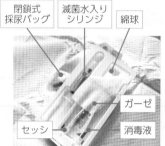

閉鎖式
採尿バッグ

滅菌水入り
シリンジ

綿球

ガーゼ

セッシ

消毒液

● キット内容と交換準備4

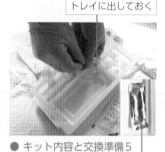

水溶性潤滑剤を
トレイに出しておく

水溶性潤滑剤

● キット内容と交換準備5

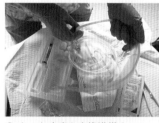

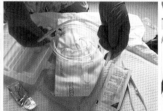

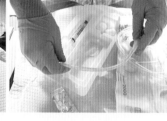

● キット内容と交換準備6
バルーンカテーテルのビニールカバーを外し，水溶性潤滑剤に浸す

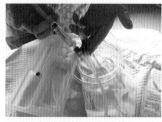

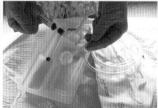

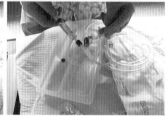

● キット内容と交換準備7
蒸留水をバルーンカテーテルのバルブから注入してインフレーションテストを行う（この操作は任意）。問題がな
ければデフレートして挿入を開始する

採尿バッグ

- 尿の逆流による尿路感染を防ぐため，膀胱より低い位置に設置する
- 寝かせ置きはしない
- バルーンカテーテルから先の管も同様に膀胱より常に低くする

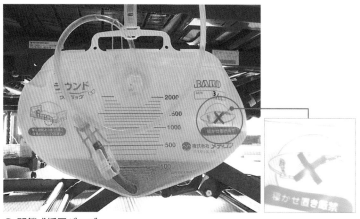

● 閉鎖式採尿バッグ

バッグ内の尿の捨て方

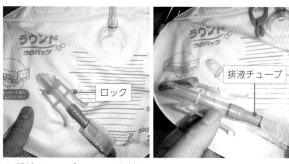

● 排液チューブのロックを外す

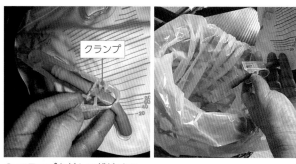

● クランプを外して排液する

尿路系疾患のドレナージに用いる瘻

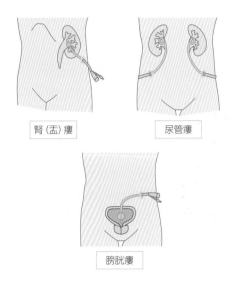

腎（盂）瘻　　　　尿管瘻

膀胱瘻

ロック式排尿ストッパーの取扱い方

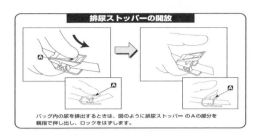

排尿ストッパーの開放

バッグ内の尿を排出するときは、図のように排尿ストッパーのAの部分を親指で押し出し、ロックをはずします。

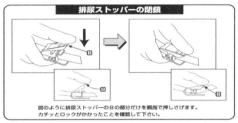

排尿ストッパーの閉鎖

図のように排尿ストッパーのBの部分だけを親指で押しさげます。カチッとロックがかかったことを確認して下さい。

（ラウンドウロバッグ：株式会社メディコン）

その他の導尿法

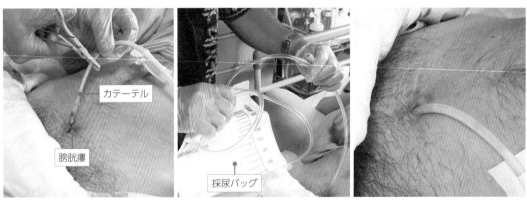

カテーテル

膀胱瘻

採尿バッグ

● 膀胱瘻の場合

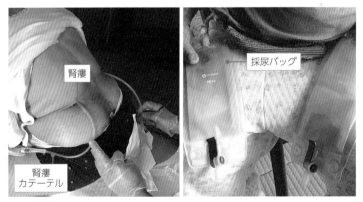

腎瘻

採尿バッグ

腎瘻
カテーテル

● 腎瘻の場合

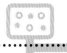

CART

腹水濾過濃縮再静注法
(cell-free and concentrated ascites reinfusion therapy)

C a s e

　38歳で卵巣がんの診断を受けたしさんは，手術後の半年間，化学療法をくり返していた。しかし，がん細胞は体中に散らばっていて，大量の胸水と腹水が溜まり，呼吸するのも苦しくなってきた。何度か病院に入院して腹水を抜いてもらっていたが，抜くたびに体力が失われる感じがして衰弱していった。食欲もなく，歩くことも困難になった。

　そんな時，抜いた胸水や腹水からがん細胞や細菌を濾過し，必要なタンパク質等だけを濃縮して血管に戻す方法があることを知った。腹水濾過濃縮再静注法（CART）と呼ばれるその処置ができる診療所が近くにあると聞いて，往診をお願いすることにした。

　最初に院長が腹水をエコーで診て，「CARTの準備をして来ますね」と言って一度診療所に戻り，技師と看護師を連れて再びやって来た。腹水を抜くのには，病院より少し太めの針とカテーテルを使った。約2時間で8Lの腹水を抜いた。病院では，ゆっくりと少しずつ抜いていたので心配になったが，特に血圧が下がることもなく，問題はなかった。腹水を抜く前の点滴に入れたステロイド剤の効果かもしれないと思った。

　抜いた腹水を技師が濾過濃縮し，200 mLになった腹水を点滴につないで，さらに1時間かけて血管に戻してもらった。その夜から急に尿量が増えて，翌日からは足のむくみもとれ，体力が戻った感じがした。食欲は劇的に改善し，久しぶりに食事をお腹いっぱい食べることができた。

解　説

　がん性胸膜炎や腹膜炎，その他の原因で胸水や腹水が大量に貯まる状態では，症状緩和のために穿刺して胸水や腹水を抜かなければならないことがある。しかし，胸水や腹水には体内のタンパク質や免疫グロブリンが大量に含まれており，これを失うことによって患者は体力と免疫力を喪失する。

　CARTは，濾過によってがん細胞や細菌を除去し，必要な成分を濃縮して血管に戻す技術である。濾過濃縮には，透析に使うものと同じ原理のフィルターが用いられる。CARTによってタンパク質や免疫グロブリンが血管内に戻ると，患者の多くはとても元気になって，むくみも改善するが，腹水にタンパク質などがほとんど含まれていない肝硬変のような患者の場合や，胸水や腹水の量が少ない患者の場合，あまり有効ではない。なお，フィルターや必要物品，手技そのもののコストが高額なため，頻回に行うことは勧められない。

CARTを理解しよう！

　がん性胸腹膜炎や肝硬変などによる胸水と腹水は，膨満感や呼吸困難，疼痛などの苦痛，圧迫による臓器障害を伴うことが多い。大量の貯留があっても，利尿剤やアルブミンなどの治療に反応しない場合，穿刺して排液しなければ症状や臓器障害は緩和されない。しかし，胸水や腹水の中には，大量のアルブミンやグロブリンが含まれていることが多く，その喪失による悪影響が問題となる。

　CARTとは，これらを回収して不要または有害な成分を取り除き，患者の体内に戻すものである。もともと患者自身の体内にあったタンパク質などの成分を，本来あるべき血液中に戻すため，安全性が高いといえる。

　ここでは，CARTの仕組みや実際について理解する。

CARTとは

- 胸水または腹水を穿刺して採取し，それを濾過，濃縮して患者に再静注する治療法である
- 採取した胸水または腹水を濾過することで，細菌及びがん細胞などを除去し，濃縮再静注時に末梢血中への拡散を防止する
- 濾過器で処理した胸水または腹水を濃縮して体積（水分）を減らす
- 直径0.2 μm以上のがん細胞や細菌成分は完全に除去される

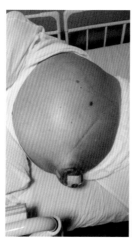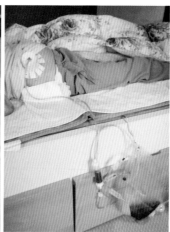

● CART患者

CART の特性

- 細菌は約 1 μm, がん細胞を含む細胞成分は約 10 μm 前後なので, 濾過器のフィルターを通過できない
- アルブミンと γ グロブリンは濾過器のフィルターは通過できるが, 濃縮器を通過できない
- 電解質と水の分子は濃縮器を通過するため, 胸水・腹水には濃縮されたアルブミンと γ グロブリンが残る

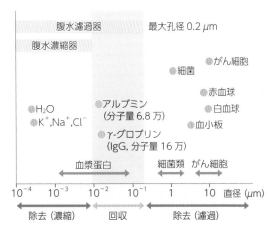

(胸水・腹水濾過濃縮再静注用システム　AHF MOW/UP カタログ (旭化成メディカル株式会社) より)

濾過及び濃縮フィルターの構造

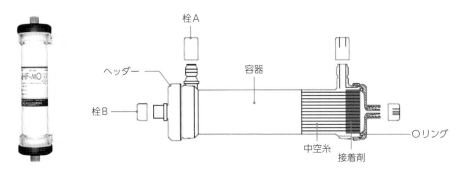

● 濾過器
0.2 μm 以上の大きさの物質 (組織片, がん細胞, 血球成分) などを除去する

(AHF-MO：旭化成メディカル株式会社)

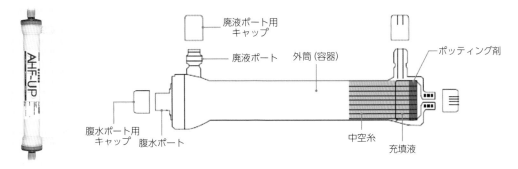

● 濃縮器
分子量 30,000 以上の物質は透過しにくいため, アルブミン等の有用タンパクが濃縮できる

(AHF-UP：旭化成メディカル株式会社)

濾過濃縮処理（落差式回路とポンプ式）

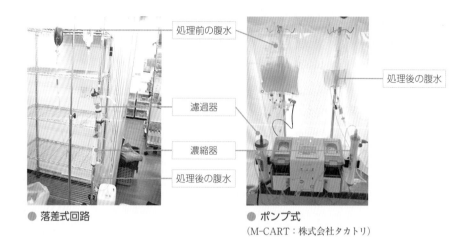

処理前の腹水

処理後の腹水

濾過器

濃縮器

処理後の腹水

● 落差式回路

● ポンプ式
（M-CART：株式会社タカトリ）

落差式回路のプライミング例

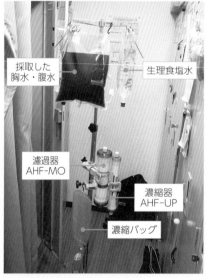

採取した
胸水・腹水

生理食塩水

濾過器
AHF-MO

濃縮器
AHF-UP

濃縮バッグ

● 採取した胸水・腹水と必要物品

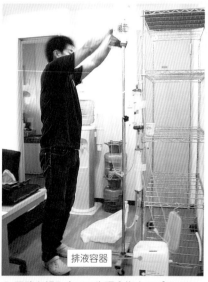

排液容器

● 回路を組み立てて生理食塩水でプライミング開始

胸水・腹水濾過濃縮後の再静注時の注意点（患者の自宅で濾過濃縮液を再静注する場合）

- あらかじめ，電解質輸液製剤で静脈ラインを確保しておく
- 一般的には濾過濃縮液の静注速度は100〜150 mL/hrで行う
- 再静注には輸血用の回路を使用すると良い
- 再静注中は，熱発やショックなどに注意して観察を行う
- 再静注終了後のバイタルサインの変化にも注意する

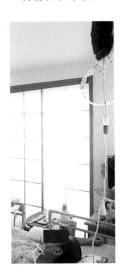

胸水・腹水穿刺手技（胸水穿刺の場合）

穿刺に用いる器具

紙コップ
穿刺針
ワンタッチクレンメ
ローラークレンメ

ローラークレンメ　ドリップチャンバー　貯留バッグ

穿刺準備（清潔無菌操作）

滅菌グローブ
滅菌ガーゼ
留置針（20 G以上）
局所麻酔
1％キシロカイン5 mL
（23 G以下の針を使用）
滅菌シーツ

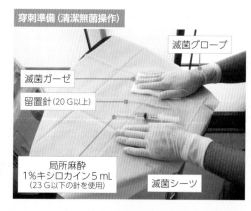

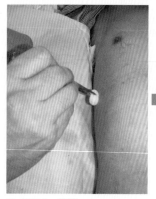

● 手順1　消毒
エコーで確認した穿刺部位を消毒する

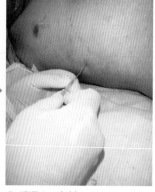

● 手順2　穿刺
肋骨上縁に沿って局所麻酔し，23 G以下の注射針で胸水の存在を確認したうえで，20 G以上の留置針を刺入する

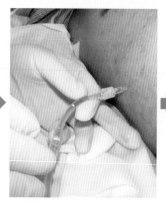

● 手順3　接続
留置針からの流出を確認し，貯留バッグのチューブを接続する

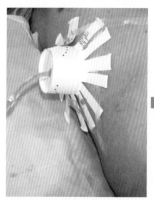

● 手順4　固定
固定法にはさまざまな方法がある（写真は紙コップを用いた固定例）

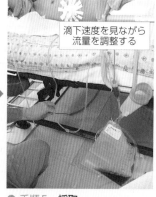

滴下速度を見ながら流量を調整する

● 手順5　採取
貯留バッグは必ず体より下方に置く

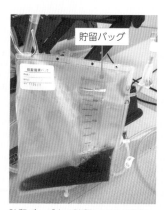

貯留バッグ

貯留バッグ内に貯留していく胸水

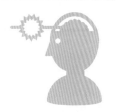

10 意思伝達装置

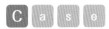

　都内の女子高を今年卒業する18歳のCさんは，先天性ミオパチーのため車椅子で生活し，就寝時にはマスクによる人工呼吸が必要な状態になっている。高校3年間の授業のほとんどを自宅から遠隔で出席していた。英語と古典文学が大好きで，春からは遠隔での出席を認めてくれた大学への進学も決まっている。最近では手の筋力が弱くなって，通信や勉強に使うパソコンのキーボード操作が難しくなった。そこで，TV番組で観た，視線入力で操作できる可愛いロボットと意思疎通装置を導入することにした。自宅に届いた機器をセットしてもらって始めてみると，すぐ疲れてしまう手の操作よりも，視線入力での文章作成はずっと楽で，SNSやゲームも簡単になりそうだった。学校でCさんのアバターになってくれるロボットは，声も映像も届けてくれるし，動きが可愛くて，これで授業に出席したらクラスの人気者になるに違いないと思った。

　SNSの動画で，このロボットを使ったカフェでバイトできることも知って，春からのキャンパス生活が楽しみになった。もしかしたら，将来は作家になって本を出版したり，得意の英語で外国での仕事もできるかもしれない。Cさんはこれからの人生に大きな希望を持てるようになった。

  解　説

　意思伝達装置は，厚生労働大臣が指定する難病（ALSなどの重症例）に対して助成制度が設けられている。

　症状や重症度に応じてさまざまな装置があり，適切なものを使用すれば，周囲との意思疎通が非常にスムーズになる。また，装置によってはインターネットや電子メールなども可能であり，認知症のない重症難病患者と社会とをつなげる重要なツールであるといえる。

　操作にはある程度の訓練が必要で，高次機能障害や認知症があると，習得が困難な場合がある。また，症状が進行した際はセンサーを変更する必要があり，装置への出力方法についても，そのつど工夫しなければならない。

意思伝達装置

意思伝達装置を理解しよう！

意思伝達装置のポイント

　意識清明でありながら，神経筋麻痺を伴う状況の患者が意思疎通を図ることは非常に困難である。眼球運動などが可能であれば，文字盤等による意思伝達法が古くから用いられてきたが，熟練した介助者が必要であった。また，瞼や身体の一部がわずかに動くだけの場合，意思伝達は困難を極めた。

　しかし，現在では電子機器の発達により，身体の一部，眼球運動，筋肉の微妙な動きだけでなく，脳血流や脳波による操作などでも意思疎通を図ることができる装置が開発されている。文章の読み上げやインターネット，電子メール，ゲームなどを楽しむことができる機種もあり，その機能は充実してきている。

　ここでは，各種意思伝達装置について理解する。

さまざまなセンサー

センサーに触れることで入力するもの

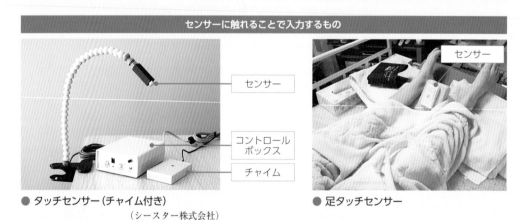

● タッチセンサー（チャイム付き）
（シースター株式会社）

● 足タッチセンサー

筋肉の微妙な動きを感知して入力するもの

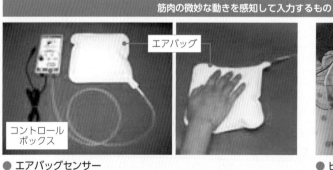

● エアバッグセンサー
（パシフィックサプライ株式会社）

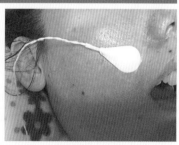

● ピエゾセンサー
（パシフィックサプライ株式会社）

意思伝達装置OriHime eye＋Switch（株式会社オリィ研究所）の特徴

- 視線入力装置で眼球運動を検知して文字を入力することができ，自動音声で文章を読み上げる。
- 介助者の負担が減り，利用者もより簡単に発話することができる。
- 「視線入力」，「スイッチ入力」，「視線とスイッチ併用」の3つの操作方法がある。
- 音声合成サービス「コエステーション」と連携し，あらかじめ自分の声を登録しておくことで，自分の声で読み上げることができる。
- 分身ロボット「OriHime」と連携して，遠隔地でも話したり，ボディランゲージを含めたコミュニケーションを図ることができる。

OriHime eye+Switch

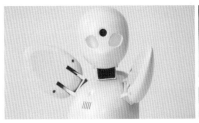
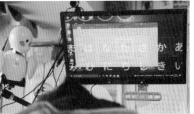

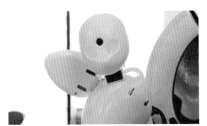

● 分身ロボットOriHimeと連携

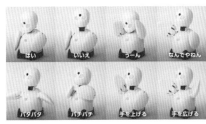
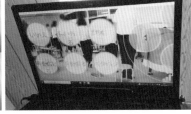

● 発語できなくても，視線入力で表現可能

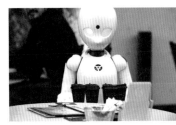
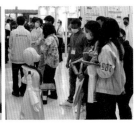

● OriHimeロボットを操作して，就業，就学も可能

意思伝達装置「伝の心」（株式会社日立ケーイーシステムズ）の基本構造

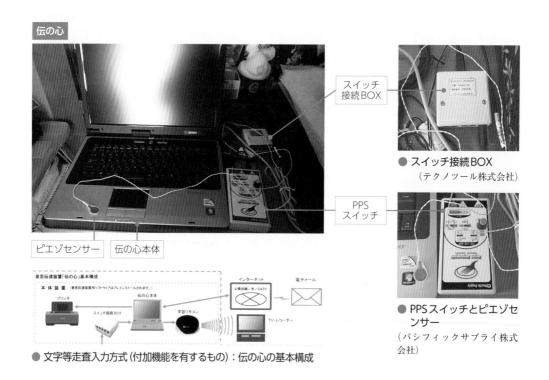

伝の心

スイッチ
接続BOX

● スイッチ接続BOX
（テクノツール株式会社）

PPS
スイッチ

ピエゾセンサー　伝の心本体

● PPSスイッチとピエゾセ
ンサー
（パシフィックサプライ株式
会社）

● 文字等走査入力方式（付加機能を有するもの）：伝の心の基本構成

伝の心の操作

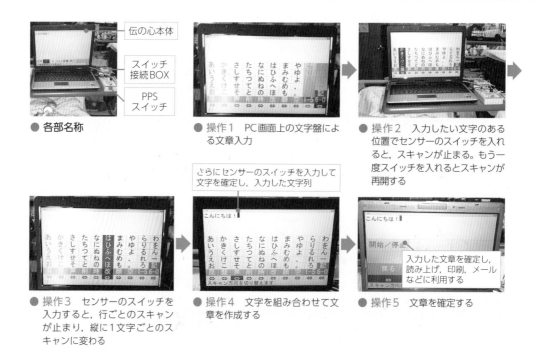

伝の心本体

スイッチ
接続BOX

PPS
スイッチ

● 各部名称

● 操作1　PC画面上の文字盤による文章入力

● 操作2　入力したい文字のある位置でセンサーのスイッチを入れると，スキャンが止まる。もう一度スイッチを入れるとスキャンが再開する

さらにセンサーのスイッチを入力して文字を確定し，入力した文字列

● 操作3　センサーのスイッチを入力すると，行ごとのスキャンが止まり，縦に1文字ごとのスキャンに変わる

● 操作4　文字を組み合わせて文章を作成する

入力した文章を確定し，読み上げ，印刷，メールなどに利用する

● 操作5　文章を確定する

その他の意思伝達装置

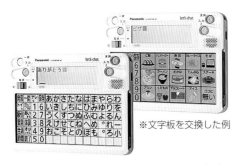

● 文字等走査入力方式（簡易な環境制御機能が付加されたもの）：Let's chat（レッツ・チャット）

（パナソニックエイジフリー株式会社）

※文字板を交換した例

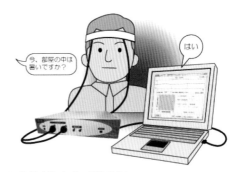

● 生体現象方式：新心語り

（ダブル技研株式会社）

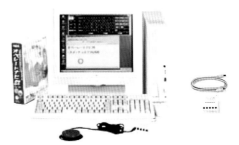

● PC操作支援ソフトウェア（PCに組み込んで専用機器にする）：オペレートナビ

（テクノツール株式会社）

助成の対象*

- 重度の両上下肢及び音声・言語機能障害者であって，重度障害者用意思伝達装置によらなければ意思の伝達が困難な者
- 難病患者等については，音声・言語機能障害及び神経・筋疾患である者

種　目	名　称	対象者
重度障害者用意思伝達装置	**文字等走査入力方式** （簡易なもの）	操作が簡易であるため，複雑な操作が苦手な者，若しくはモバイル使用を希望する者。
	文字等走査入力方式 （簡易な環境制御機能若しくは高度な環境制御機能が付加されたもの）	独居等日中の常時対応者（家族や介護者等）が不在などで，家電等の機器操作を必要とする者。
	文字等走査入力方式 （通信機能が付加されたもの）	通信機能を用いて遠隔地の家族等と連絡を取ることが想定される者。
	生体現象方式	筋活動（まばたきや呼気等）による機器操作が困難な者。

（注1）以上の表は，あくまでも対象者の例を示しているものであり，支給の判断に当たっては，個別の身体状況や生活環境等を十分に考慮すること。

（注2）難病患者等は，症状が日内変動する者もいるため，症状がより重度である状態をもって判断すること。

*「『補装具費支給事務取扱指針について』の制定について」（平成30年3月23日障発0323第31号社会・援護局障害保健福祉部長通知，最終改正：令和4年3月31日障発0331第4号）

索引

わ 行

○ あとがき

　在宅医療のニーズが増加し，技術と機器が進歩したことで，かつてなら入院を必要とした重篤な慢性疾患の方も自宅で生活できるようになりました。

　在宅療養にはさまざまな医療機器と医療材料等が必要になります。しかし，在宅医療と介護を提供する医療機関や訪問看護ステーション，訪問介護サービス等は，物販を業務としないために十分な医療材料を提供することが困難です。保険薬局が特定保険医療材料の処方に対応し，その他の医療材料を販売することで，現場の利便性は大きく向上します。

　また，患者さんやご家族は，医療機器や医療材料の適切な使い方や注意点を理解していないと安心して療養生活を送ることができません。そのため，在宅医療と介護に関わるスタッフが適切にアドバイスをしたり，実際に対処することが望まれます。

　本書は，実際の在宅医療の現場で取材して制作しました。

　在宅医療の一翼を担う皆様が，在宅療養でよく使われる医療機器と医療材料を理解するための参考にしていただければ幸いです。

　在宅医療の普及に伴って，訪問服薬指導を行う薬局は増加しています。また，処方可能な医療材料や薬剤も多くなりました。今後も多くの薬剤師が在宅医療に関わっていただくことで，患者さん，ご家族のQOLは格段に向上します。

　直接触れることが少ないデバイス，医療材料の理解のために，ぜひ本書をご活用ください。

泰川　恵吾

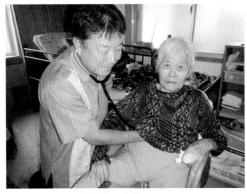

訪問先の患者さんと

泰川　恵吾（やすかわ　けいご）

沖縄県宮古島出身

医療法人鳥伝白川会　理事長

（ドクターゴン診療所，ドクターゴン鎌倉診療所，ドクターゴン四島診療所，

看護小規模多機能型居宅介護ゴン，訪問看護ステーションドクターゴン）

日本在宅医学会認定専門医・日本外科学会認定医

■主な経歴

1989年　杏林大学医学部卒業

　　　　東京女子医科大学第二外科入局

1992年　東京女子医科大学救命救急センター

1994年　東京女子医科大学救命救急センター　集中治療室チーフ

1995年　茨城牛久愛和病院救急医療科　医長

1996年　東京消防庁幡ヶ谷消防学校　救急救命士専任講師兼任

1997年　伊志嶺医院開設

2000年　ドクターゴン診療所開設

2010年　ドクターゴン鎌倉診療所開設

東京女子医科大学救命救急センター時代　　（撮影　三島正）

■著書

「日本でいちばん幸せな医療」（小学館）

「冬春夏　古都鎌倉の花と命　静かな看取りの物語」（星雲社）

「医療を変えるのは誰か？　医師たちの選択」（共著（はる書房））

「ドクターゴンの知っておきたい在宅医療の機器・材料」（薬事日報社）

■TV出演

NHK

・「人間ってナンだ？超AI入門」（「『診療する』編」（2019年5月22日放送））

日本テレビ

・「未来シアター」（2014年11月21日放送）

テレビ朝日

・「名医とつながる！たけしの家庭の医学（「危険な冬直前！これ以上心臓を老けさせない4つの新事実SP ＆ おらが村の名医SP」（2019年11月26日放送））

TBS

・「夢の扉　NEXT DOOR」（「高齢者医療に挑む若き救世主」（2004年10月3日放送））

・「夢の扉＋　NEXT DOOR」（「10周年スペシャルⅡ～バカにされたからこそ，つかんだ夢　屈辱からの飛躍～主人公たちの"夢のつづき"は今」（2014年11月2日放送））

・「健康カプセル！ゲンキの時間」（「デジタル診療」（2016年2月21日放送））

※ドクターゴンの「ゴン」は，著者の幼少時以来のニックネーム。

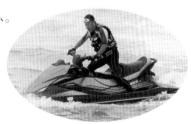

ドクターゴンの知っておきたい在宅医療の機器・材料　第2版

2016年12月20日　第1版第1刷発行
2024年3月25日　第2版第1刷発行

著　　者　泰川　恵吾
企画・編集　東邦ホールディングス株式会社

発　　行　株式会社薬事日報社　https://www.yakuji.co.jp/
[本社] 東京都千代田区神田和泉町1番地　電話03-3862-2141
[支社] 大阪市中央区道修町2-1-10　電話06-6203-4191

デザイン・印刷　永和印刷株式会社

ISBN978-4-8408-1634-2